できるナースの動き方がわかる

Carry Out Multiple Nursing Tasks!

多重課題クリアノート

監修
三上 剛人　吉田学園医療歯科専門学校 副校長補佐
　　　　　　救急救命学科 学科長 臨床工学科 学科長

藤野 智子　聖マリアンナ医科大学病院 師長
　　　　　　急性・重症患者看護専門看護師/集中ケア認定看護師

Gakken

監修者・執筆者一覧 [敬称略・掲載項目順]

監修

三上 剛人	吉田学園医療歯科専門学校 副校長補佐 救急救命学科 学科長 臨床工学科 学科長
藤野 智子	聖マリアンナ医科大学病院 看護部 師長　急性・重症患者看護専門看護師／集中ケア認定看護師

執筆

石井 恵利佳	公益社団法人 日本看護協会 看護研修学校　救急看護認定看護師
大川 宣容	高知県立大学 看護学部 急性期看護学 教授
川端 和美	北海道大学病院 ICU・救急部ナースセンター 副看護師長　救急看護認定看護師
古味 秀美	独立行政法人 労働者健康福祉機構 香川労災病院　集中ケア認定看護師
牧野 夏子	札幌医科大学保健医療学部看護学科　急性・重症患者看護専門看護師
横山 麻美	札幌医科大学病院 看護師
岡崎 利恵	医療法人愛心会 東宝塚さとう病院 ICU　集中ケア認定看護師
根本 雅子	戸田中央総合病院　集中ケア認定看護師
雀地 洋平	KKR札幌医療センター　集中ケア認定看護師
林 尚三	公益社団法人有隣厚生会富士病院　集中ケア認定看護師
髙橋 亜由美	社会福祉法人三井記念病院 看護師長　集中ケア認定看護師
汐崎 末子	新宮市立医療センター 副看護師長　集中ケア認定看護師
森川 恵子	兵庫県立淡路医療センター　集中ケア認定看護師
小澤 康子	川崎市立川崎病院 救命救急センター　集中ケア認定看護師
石川 幸司	北海道科学大学 保健医療学部 看護学科　急性・重症患者看護専門看護師
梅木 恵	函館五稜郭病院 北6病棟　慢性心不全看護認定看護師
鈴木 英子	順天堂大学医学部附属静岡病院　集中ケア認定看護師
川島 孝太	地方独立行政法人りんくう総合医療センター ICU/CCU　集中ケア認定看護師
岡村 英明	NTT東日本札幌病院 ICU・救急部主任
丸長 敬規	旭川赤十字病院　集中ケア認定看護師
伊波 久美子	砂川市立病院　急性・重症患者看護専門看護師
森下 久美	産業医科大学病院 ICU　集中ケア認定看護師
河村 葉子	社会医療法人 河北医療財団 河北総合病院　集中ケア認定看護師
相良 洋	神戸大学医学部附属病院 救急・集中治療センター　集中ケア認定看護師
宮崎 博之	公立大学法人 福島県立医科大学附属病院 災害医療・高度救命救急センター 主任看護師　救急看護認定看護師
小幡 祐司	横浜市立大学附属市民総合医療センター 看護師長　急性・重症患者看護専門看護師
吉田 紀子	獨協医科大学病院　急性・重症患者看護専門看護師
大矢 綾	国立がん研究センター中央病院 看護師長　集中ケア認定看護師
中村 美穂	地方独立行政法人 りんくう総合医療センター　救急看護認定看護師
篠田 純平	東海大学医学部付属大磯病院　集中ケア認定看護師

編集担当：向井直人，早川恵里奈　　表紙デザイン：星子卓也
本文デザイン・DTP：児島明美　　本文イラスト：ともべあり，坂木浩子

─── 序にかえて ───

複数の作業が同時に発生したときの優先順位と対応

　先日，売店で清算しようとしているときに，後ろからスタッフに声をかけられました．レジの店員さんは「300円です」と言っていますし，スタッフは「研修の件で」と私に話しかけています．私としては，お金を支払うことも，スタッフの話に対応することも同時に行うこととなり，てんやわんやです．結局，同時に2つのことはできないと判断し，スタッフには「先に支払いをするね」と言って支払いを済ませ，その後にスタッフと話をしました．

　これは，日常生活の中で発生した多重課題（多重課題とは，「2つ以上の作業が同時に発生すること」を指しており，看護系のシミュレーション教育のシナリオに取り入れているケースを見かけます）の一例ですが，大事なことは「優先すべき理由」を考えることと，「優先順位の判断」を瞬時に行うことです．

　では，皆さん，臨床における多重課題は得意ですか？

　おそらく「うーん」「ビミョー」という反応が返ってくるかもしれませんね．そして，本書のテーマ「多重課題クリアノート」を見て，グッと惹かれた方も多いのではないでしょうか？

　日頃の臨床の中では，複数の作業が同時発生することが頻繁にあります．たとえば，受け持ち患者さんのバイタルサイン測定をしているとき，別の受け持ち患者さんが検査に呼ばれた．ある患者さんをトイレ搬送しようと準備しているときに，同室患者さんの輸液ポンプのアラームが鳴り始めた．時間指定の採血を実施するため訪室したところ，同室の患者さんの輸液がなくなりそうなことを発見した……などなど．まさに，事件は現場で起きている！そのままの状況です．さて，このような状況に遭遇したとき，どのような優先順位で，どのように対応すればよいでしょうか？

本書は，臨床看護師から寄せられた，「こんなとき，どうしたらいい？」という事例をもとに，優先順位のつけ方やその理由，どう対応すればベストなのかについて，1つひとつていねいに説明しています．

　ただ単に，こっちを優先，あっちを優先というだけでなく，こういう理由なのでAから，こういう場合はBから，というように，詳細に理由も記載されています．なので，AイコールBというパターンで覚えるだけでなく，「こういう理由でAを選択する．でもこういうときはBのことも考慮する」というように，皆さん自身で思考の選択ができるような作りとなっています．

　さらに，本書は若手看護師だけでなく，経験のある看護師にも読み応えのある内容となっています．「自分だったらどうするかな？」「どういう理由で判断するかな？」ということを考えながら読み進めてみてください．私も，まるでクイズをしているかのように楽しく拝読しました．

　もしかすると「私ならこうする！」という内容もあるかもしれません．なぜなら，判断は1つとは限らない可能性があるからです．

　似たような事例は，臨床で日々発生しています．本書は，月刊ナーシング2015年10月号および2016年1月号の特集「多重課題につよくなる！"どっちを先に？"の根拠がわかる ケアの優先順位」を再録・再編し，さまざまな多重課題の場面で，どのように判断し，行動すべきかの根拠を示しています．本書をもとに，学習とイメージトレーニングを深め，突発的に発生したさまざまな状況に対しても，「適切な判断」と「的確な対応」ができる看護師に成長していく一助となれば幸いです．

監修者を代表して　**藤野智子**

できるナースの動き方がわかる
多重課題クリアノート

第1章　p.11

臨床現場・看護教育における多重課題とは

臨地実習・臨床現場の多様さと実践能力の身につけ方……………… 12
　〜臨床実践における課題の豊富さと，多重課題をクリアにする能力の身につけ方〜
　　　　　　　　　　　　　　　　　　　　　　　　　　　　　　石井恵利佳

教育現場で多重課題をどう克服するか……………………………… 17
　〜シミュレーションやオスキーを想定した実践的な学び〜
　　　　　　　　　　　　　　　　　　　　　　　　　　　　　　大川宣容

自己調整学習による成長………………………………………… 22
　　　　　　　　　　　　　　　　　　　　　　　　　　　　　　三上剛人

第2章　p.25

マンガでわかる動き方　ケアの優先順位

Case 01	術後の患者2名のIN-OUTバランスチェックをしようと思ったら，別の患者の点滴のアラームが鳴っており，更新を行わなくてはいけなくなった．（川端和美）	26
Case 02	朝6時．6名分の採血を行わなければならないが，訪室時にAさんとBさんに「トイレに行きたい」と言われた．（古味秀美）	30
Case 03	朝6時，Aさんの手術前の処置とBさんの抗菌薬投与が同時刻に予定されている．そこにCさんから排泄介助のナースコール．（横山麻美，牧野夏子）	34
Case 04	外科の術後に帰室したばかりの患者．創部から出血してガーゼが汚れている．そこに，術後のX線撮影のためポータブルX線を持って放射線技師がやってきた．（岡崎利恵）	37
Case 05	Aさんの清潔ケアの準備をしていたら，リーダー看護師から「Bさんの点滴が変更になったから点滴を変えて」と指示を受ける．また，医師から「Cさんの血液培養を取りたいから介助して」と言われ……．（岡崎利恵）	39
Case 06	Aさんの人工呼吸器のアラームに対応しているときに，隣室のBさんの人工呼吸器のアラームが鳴った．（根本雅子）	42

第2章 ―マンガでわかる動き方 ケアの優先順位―

Case 07	昇圧薬のシリンジポンプの閉塞アラームと鎮静薬の残量アラームが同時に鳴った.（根本雅子）	46
Case 08	夜勤時，Aさんから喘息発作吸入対応のナースコールがあった．対応に行くと同室患者のBさんの熱が38℃あり，氷枕を希望（ふだんから怒りっぽい患者）している．さらにセントラルモニタのアラームが鳴っているがナースステーションが遠い（モニター装着患者28名のうち誰かは不明）．（雀地洋平）	49
Case 09	Aさんのトイレ介助とBさんの手術出しが重なった．さらにCさんが安静を守れずに起き上がってベッドから降りようとしている．（林 尚三）	52
Case 10	人工呼吸器装着患者の挿管チューブの固定テープが剥がれかけているのを発見した．これからCVライン刺入部の消毒と検温の予定がある．（髙橋亜由美）	55

第3章 p.59

3章は①〜⑫のカテゴリーに分かれています．（一覧はp.60）

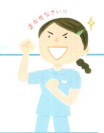

多重課題に強くなる
ケアカンファレンス・シミュレーション

①ケア・処置の優先順位

Case 11	高齢のAさんに，清拭，陰部洗浄，褥瘡のケアが必要だが，ほかにも業務があるため，可能なら同時に実施したい．（汐崎末子）	61
Case 12	日勤はじめの患者情報収集で，ベッド上安静の患者にシーツ交換を行う必要があるが，時間がない中で体重測定もしなくてはならない．シーツ交換を優先するか，体重測定を優先するか？（汐崎末子）	63
Case 13	モーニングケアのために患者の部屋を巡回中，感染症隔離病室から介助依頼があった．（古味秀美）	65
Case 14	同室のAさんとBさんのバイタルサイン測定の時間帯に，Bさんの培養採取の指示が出た．（庄田恵子）	67
Case 15	安静度指示が車椅子乗車までの患者からトイレコール．すこし待たせてしまってから患者を車椅子でトイレへ移動中，廊下に水がこぼれているのを発見．（髙橋亜由美）	69
Case 16	カフ上部吸引ポート付きの気管チューブを使用している患者の吸引を行う順番は，どうすればいい？（小澤康子）	71
Case 17	外科病棟で受け持ち患者の排尿，ドレーンの排液を片づける時間と手術後のAさんのIN-OUTバランスをチェックする時間が同じ．（牧野夏子，横山麻美）	73
Case 18	夜勤時，術後観察を1〜2時間おきに行わなければならないときに，別の患者が亡くなった．死後硬直も始まってしまう．（小澤康子）	75

第3章 ―多重課題に強くなる ケアカンファレンス・シミュレーション―

②複数の同業務の優先順位

Case 19	検査が予定されている感染症のあるAさんの清拭と他の患者の清拭の予定がある．(藤野智子)	77
Case 20	下痢の患者のオムツ交換と，ほかの患者のオムツ交換，同時にオムツ交換が必要になった．(藤野智子)	79
Case 21	シーツ交換を行う4人部屋．車椅子移動が必要な患者が2名，ベッド上生活の患者が1名，転倒の危険性が高い歩行器使用患者が1名いる．(川端和美)	81
Case 22	静脈留置針を留置済みのAさんの補液準備をしようとしたところ，Bさんの抗菌薬投与が必要となった．(石川幸司)	83
Case 23	受け持っている数名の患者への内服薬投与，点滴投与，貼付薬投与がある．(石川幸司)	85

③タイムマネジメント

Case 24	午後に検査が予定されている患者．午前中にリハビリと清拭を予定している．(梅木 恵)	87
Case 25	朝8：30に，申し送りと，Aさんの検査出しと，Bさんのトイレ介助があるのに，朝のバイタルサインの記録もまだ終わっていない．(梅木 恵)	89
Case 26	午前中に造影CT検査，抗菌薬の点滴，リハビリがあるAさん．輸血とシャワーが予定されているBさん．急ぎではない胸部X線が予定されているが認知症がありセンサーマットで対応中のCさん．3人を受け持っているが，画像検査部から「準備ができたら検査室にAさんを搬送してください」と連絡があった．(鈴木英子)	91
Case 27	消灯時刻前，Aさんに新しい点滴指示と，同室のBさんに臨時内服薬指示が出た．(川島孝太)	93
Case 28	夕食の時間．Aさんの食前薬，Bさんの食前の血糖チェック，Cさんの経管栄養，他患者の配膳が重なっている．(岡村英明)	95

④同時発生多重課題

Case 29	予定入院患者で体重測定，採血，点滴の指示が同時に出た．病棟オリエンテーションも行わなくてはならない．(岡村英明)	97
Case 30	先輩へ報告・相談中に，医師が指示を出しにきた．それと同時にナースコールが鳴った．(川島孝太)	99
Case 31	Aさんから「身体が痛くつらい」と何度もナースコールがある．訪室し訴えを聞き，マッサージや鎮痛薬を投与するが改善しない．そのようななか，同室患者Bさんに湿性咳嗽があり，吸引が必要．またCさんが「トイレに行きたい」と声をかけてくる（車椅子移乗介助が必要）．(川島孝太)	101
Case 32	消灯前の眠前薬の配薬やオムツ交換に追われている．そのとき，がんの終末期であるAさんからナースコール．「背中が痛いからさすってほしい」と依頼されたが，その間にも他患者からのナースコールが鳴っている．(鈴木英子)	103
Case 33	消化器外科病棟に手術から帰室したAさんの検温中，別の部屋のBさんから「ストーマパウチから便が漏れている」とナースコール．さらに同室のCさんが「汗をかいたから病衣を交換したい」と言っている．(林 尚三)	105
Case 34	緊急手術後の患者で，12誘導心電図，採血，輸血，手術後の点滴投与指示が同時に出た．(林 尚三)	107
Case 35	Aさんのポータブルトイレの見守り中に，同室の患者Bさんから「看護師さーん，ちょっとお願いします！」と声をかけられた．(丸長敬規)	109

第3章 ―多重課題に強くなる ケアカンファレンス・シミュレーション―

⑤コールへの対応・介助

Case 36 夜勤中，車椅子でトイレ移送する患者と付き添い歩行にて移送する患者が同時にトイレまでの移送を希望． （丸長敬規） 111

Case 37 AさんとBさんから同時にトイレコールがあった．いま使えるトイレは1つしかない． （丸長敬規） 113

Case 38 車椅子移乗介助が必要な患者がトイレ排泄中，ドアの外で待機していたら，廊下歩行中の患者が，点滴が逆血していると訴え，点滴が空になっている．更新用の点滴はナースステーションにある． （伊波久美子） 115

Case 39 ミキシング台で薬剤を作成していたらナースコールが鳴った．ナースステーションには自分以外にスタッフがいない． （伊波久美子） 117

Case 40 受け持ち患者の時間で行う点滴更新が複数ある．そこに，複数の患者からナースコールが連発した． （伊波久美子） 119

⑥呼び出し（検査・リハ・手術）

Case 41 手術時間の延長で，夕方の検温中に手術室から呼び出しがあった． （吉田紀子） 121

Case 42 9：00に受け持ち患者Aさんの点滴を実施する指示があった．受け持ち患者Bさんは「午前中時間未指定」で造影CT検査が予定されている．Aさんの点滴を投与する前に，Bさんが造影CT検査に呼ばれてしまった． （小幡祐司） 123

Case 43 受け持ち患者の採血に回っていたら，Aさんのリハビリに呼ばれた． （吉田紀子） 125

⑦入退院・転棟

Case 44 転棟時間直前に，オムツ交換が必要な状態を確認． （吉田紀子） 127

Case 45 受け持ち患者のAさんが，ICUから一般病棟へ転棟（転出）することになった．しかし，緊急入院のBさんが入室することとなり，自分が受け持つ（入院対応する）こととなった． （大矢 綾） 129

Case 46 退院する患者が退院直前に気分不良を訴えている．家族からも「大丈夫なんですか？」と何度も質問される．点滴の更新や定時で行う抗菌薬投与など時間が決められた処置もある． （大矢 綾） 131

⑧患者対応・家族への対応

Case 47 定時点滴の投与に向かう途中，担当ではない患者に呼び止められた． （大矢 綾） 133

Case 48 17時30分．夕方の検温中，1人の患者が，初めての抗がん薬治療が不安であると語りはじめた．10分ほど傾聴していたが，今までの経過や家族のことなど，話したいことがたくさんある様子．検温はまだ10名ほど残っており，18時が夕食の配膳時間である． （中村美穂） 135

Case 49 18時．Aさんにオムツ交換を依頼され準備していたら，Bさんの家族から「今日の様子はどうでしたか？」と，とても不安そうに尋ねられた．もう夕食を配膳しなければならない時間である． （中村美穂） 137

Case 50 患者のケアを行わなくてはいけないときに，その患者の家族が面会に来た． （中村美穂） 139

第3章 ―多重課題に強くなる　ケアカンファレンス・シミュレーション―

⑨アラームへの対応

| Case 51 | Aさんの人工呼吸器アラームが鳴っている．その間，10分おきにせん妄のBさんからナースコールがある． （相良 洋） | 141 |

| Case 52 | Aさんの点滴ポンプの残量アラームが鳴ったため，点滴を作成しようとしたところ，Bさんの処置が開始され処置介助につかなければならない．Cさんからナースコールもあった． （相良 洋） | 143 |

| Case 53 | Aさんの内服中に同室患者のパルスオキシメータのアラームが鳴っている． （相良 洋） | 145 |

| Case 54 | 夜勤中に，モニター，ポンプ，人工呼吸器のアラームがすべて同時に鳴りはじめた． （根本雅子） | 147 |

| Case 55 | 不整脈アラームがあり，リコール画面確認中に，患者が胸痛を訴えていると家族が伝えにきた． （雀地洋平） | 149 |

| Case 56 | AさんのIN-OUT計算中．Bさんの人工呼吸器のアラームが鳴っている．さらに緊急入院したCさんの家族が状況説明を希望しており声をかけてきた． （藤野智子） | 151 |

| Case 57 | Aさんの気管吸引中に，Bさんの離床センサーが鳴った． （雀地洋平） | 153 |

⑩医師指示への対応・処置介助

| Case 58 | 開心術後で人工呼吸器のウィーニングをしているAさん．医師が人工呼吸器の設定を変更したため，設定変更後の動脈血血液ガス分析結果を確認する必要があるが，IN-OUTバランスを計算する時間と重なった． （宮崎博之） | 155 |

| Case 59 | 医師から「Aさんにカテコラミンの点滴を開始して」と指示があった．でも，今まさにBさんの食後の薬を持ってナースステーションを出ようとしている． （宮崎博之） | 157 |

| Case 60 | Aさんの主治医より，朝の回診前にCTとX線を撮るよう指示があった．準備しようとしたら，Bさんの血圧が低下し，輸液の増量，カテコラミンを開始しなければならない状況になった． （宮崎博之） | 159 |

| Case 61 | 血圧低下の急変対応時に，A医師より「動脈ラインが入ったから固定して」と言われ，B医師より「血圧が下がってきたからノルアドレナリンを0.2mg静注して」と同時に言われた． （小幡祐司） | 161 |

| Case 62 | 受け持ち対応で患者の状態観察に時間がかかり，清潔ケアを残したところで，医師が時間通りに処置のために来室． （小幡祐司） | 163 |

| Case 63 | 食事のセッティングをしているとき，医師が来てガーゼ交換の処置介助を依頼された．同時に患者はトイレに行きたいと言っている． （庄田恵子） | 165 |

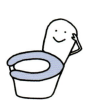
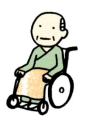

第3章 —多重課題に強くなる ケアカンファレンス・シミュレーション—

⑪急変時多重課題

Case 64	循環器病棟で，ベッドサイドで転倒してしまったとAさんからコールがあって訪室すると，隣のベッドのBさんが激しい胸痛を訴えた． （岡崎利恵）	167
Case 65	23：50ごろ，ARDSで挿管中の患者のSpO$_2$が86％まで低下．呼吸ケアの指示があるが，点滴交換が3人分重なり，水分出納バランスのチェックもしなければならない． （森下久美）	169
Case 66	緊急入院でICUに患者が入室したが，点滴とルートの交換，ドレーン3本の消毒，脳室ドレナージの0点を合わせる，採血，挿管チューブの再固定，バイタルサインの確認，術衣からの着替えが重なり，どれを優先したらよいかわからない． （森下久美）	171
Case 67	夜間，Aさんの採血3本中の2本目を採っている最中に，隣の病棟で心停止が発生．新人しか手があいていないようで，直接応援要請がきた． （森下久美）	173
Case 68	下血の精査目的で入院したAさんが吐血した．対応しようとしたところ，別室の肺炎で入院中のBさんが冷や汗をかき，腹痛を訴えている．さらにCさんの家族から，Cさんの眼鏡がないと問合せがあった． （河村葉子）	175

⑫業務・ケア・治療の優先順位

Case 69	家族と患者の対応中，別の患者から介助を要請された．また同時に，予定された院内研修の時間になってしまった． （篠田純平）	177
Case 70	転棟患者のサマリーを作成しなくてはならないが，ほかの患者のリハビリ介助も必要． （篠田純平）	179
Case 71	Aさんの輸血を開始した直後，Bさんのカテコラミンの残量アラームが鳴った．自分はその場を離れられない． （篠田純平）	181

多重課題クリアドリル 回答の一例 …………………………… 184

索引 ………………………………………………………… 187

(巻末) 取り外しできる・書いて学べる 多重課題クリアドリル

第1章

臨床現場・看護教育における多重課題とは

臨地実習・臨床現場の多様さと実践能力の身につけ方

～臨床実践における課題の豊富さと，多重課題をクリアにする能力の身につけ方～

石井恵利佳

●多重課題のパターン

　臨床現場には，疾患を抱えた患者が多数おり，重症度，日常生活自立度，認知機能など患者の状態はさまざまです．また，臨床現場では異なる分野の専門職者が複数おり，それぞれが専門性を発揮しながら協働することが求められています．このように，さまざまな患者，専門職者がいる臨床現場において，多重課題は日常的に発生しており，看護師業務を遂行するうえで，多重課題への対処は必須の実践力となります．

　多重課題には「予期できる多重課題」と「予期できない多重課題」の2パターンがあります．

1. 予期できる多重課題

　予定されている業務が同時刻に集中する場合です．たとえば，受け持った患者3名の点滴投与，清拭，採血などの処置，ケアが14時に重なっている場合です．これは事前に調整することにより，多重課題となることを回避できます．

表1　1日の行動計画（例）

病室			9	10	11	12	13
301	A/11111			10° 抗菌薬 DIV	検温		
302	B/22222			10° DIV 交換	検温 11° 手術		
303	C/33333			10° 腹部 CT	検温		
304	D/44444			入浴	検温		
305	E/55555			清拭	検温 血糖測定 インスリン SC	経管栄養	
行動計画			9:15 まで 申し送りラウンド 9:15～9:30 B 氏 OP，）の準備 C 氏 CT　　　 カルテ・必要物品の確認 9:35～9:55 A 氏，B 氏の点滴準備・投与 9:55 C 氏 CT へ出棟→ 間に合わなければ先輩 Ns F さんへ依頼		10:15～10:35 E 氏清拭 10:50 OPE 出棟，帰室準備 11:15～ 検温	11:45 E 氏の BS check，インスリン SC し，経管栄養	12°～13° 昼休憩	

2. 予期できない多重課題

1つの業務を行っている最中に，予定外に別の業務が割り込んでくる場合です．たとえば，食事介助中に他患者のナースコールがあったり，薬剤ミキシング中に医療機器のアラームが鳴ったりした場合などです．これらは，事前に行動計画に入れることができないため，その状況での臨機応変な判断，対応が求められます．

● 多重課題の回避

可能な限り多重課題を回避するために，一日の行動計画を立て必要なケアを予測します．

1．一日の行動計画を立てる

1) 業務を書き出す

1枚の用紙に勤務時間内に予定されている業務を時間ごとに書き出します．このとき，受け持ち患者ごとに，それぞれの行為にかかる時間を予測しながら書き出すようにします．すると，全体の業務の中で「何時」に「どのような内容」の業務が「どれくらいの量」があるのか一目瞭然となるため，多重課題となる時間，業務内容を把握することができます．

2) 優先順位・業務の順番を決定する

① **業務を振り分ける**：業務には時間で行わなければならないものとそうでないものがあるため，時間で行う業務と後先にまわせる業務に振り分けます．そして，時間で行わなければならない業務が重複してしまったときは，どちらを優先すべきか考え優先順位をつけていきます．

13	14	15	16	17
	14° 抗菌薬 DIV			
		15°帰室予定 (x-p, DIV, 採血)		
	14° IC			
	14° 抗菌薬 DIV			
		15° リハビリ		

13:45～
抗菌薬ミキシング，投与

14°～IC，
IC中にOP帰室があった場合Ns Gさんへ依頼

14:50
E氏リハビリへ出棟，B氏の帰室と重なる場合リハビリ出棟をNs Gさんへ依頼，帰室はNs Fさんとともに行う

13:30
A氏をトイレ誘導

看護記録を時間の空いたときに行う

　　　　優先順位については，p.3の「序にかえて」で述べています．また，優先順位とともにどの業務から取りかかれば効率的に作業がはかどるかも考え業務の優先順位を決定します．
②チームリーダーやプリセプターに自分の考えを述べ助言を得る：優先順位や効率性をふまえ，自分がどのように業務を遂行しようとしているか，チームリーダーやプリセプターに自分の考えを述べ，助言を得るようにします．

2. 必要なケアの予測を立てる

　患者の生活パターン，状態を把握し，必要なケアを予測することによって，予期できない多重課題の回避が可能となります．たとえば，排泄パターンを把握し，ナースコールで呼ばれる前にトイレ誘導することなどです．

　また，作業を始める前の準備と後始末を綿密にすることで，作業を中断する無駄な時間がなくなり，次の作業がしやすくなります．

　表1（p.12，13）に一日の行動計画案を示します．

●多重課題発生時への対処

　多重課題が発生したときの対処の要点について述べます．

1. 優先順位の高いものから実施する

　多重課題となった場合，優先順位が高いと判断した業務から取りかかります．受け持ち患者のあらゆることに自分1人で対処することは不可能です．業務には短時間で安易に終了するものから，専門的な知識や高度な技術を要し時間がかかるものまでさまざまです．自分自身の知識や技術の習得度など自己の力量を見極めて，限界を超えるようであれば他者に協力を求めることも必要です．

　チームで協力して業務を遂行するためにも，ふだんから先輩看護師やチームリーダーへの報告・連絡・相談をタイムリーに行い，患者の状態や業務内容について情報共有します．

2. 安全対策，患者・家族への配慮

　多重課題が発生した場合，一度やり始めた作業を中断しなければならないことも多々あります．そのようなとき，作業の中断が原因で起こりうるインシデント，アクシデントを予測し，安全に配慮しなければなりません．

　また，患者や家族の要望にすぐ応えることができない場合もあります．そのようなとき，一声かけるなどの配慮も忘れないようにします．

　患者の状態変化などにより，行動計画通りに業務が進まないこともよくあります．まめに行動計画と業務の進捗状況を照らし合わせ，ズレが生じた場合は早期に計画を修正します．計画の修正は，残された業務量を意識して行います．

　多重課題対処の留意事項を**表2**に示します．

表2　多重課題対処の留意事項

- 一日の行動計画を立て，あらかじめ優先順位を決定する
- 患者の生活パターン，状態を把握し，必要なケアを予測する
- 作業を始める前の準備と後始末を綿密にする
- 多重課題発生時は，優先順位の高い業務から取りかかる
- 自分の力量を見極めて，限界を超えるようであれば他者に協力を求める
- 先輩看護師やチームリーダーへの報告・連絡・相談をタイムリーに行う
- 作業の中断をせざるを得ない場合，安全対策，患者・家族への配慮を忘れない
- まめに行動計画と業務の進捗状況を照らし合わせ，ズレが生じた場合は早期に計画を修正する

●多重課題に対応する能力の身につけ方

1. 先輩看護師の優先順位のつけ方，行動から学ぶ

　経験豊富な看護師は，多重課題の優先順位を瞬時に判断し，平常心で対処することができます．多重課題の対処を学ぶには，先輩看護師へどのように優先順位をつけているのか聞いたり，先輩看護師の行動を観察したりします．

2. 経験から学ぶ

　多重課題に対処できるようになるには，まずは経験し，その経験から学ぶことがいちばんです．経験したことを振り返ることにより，新たな気づきを得たり看護実践の変化につなげたりすることができます．

　振り返りは，「場面の描写」「感情・反応」「評価」「分析」「まとめ」「アクションプラン」の順に進めていきます．振り返りのプロセスを**図1**に示します．

1) 振り返りのプロセス

①**場面の描写**：振り返る場面を具体的に記述します．その状況下で何をどのように行ったのか5W1Hをふまえて詳細に記述します．

②**感情・反応**：そのとき，どのように感じたのか，反応したのかなど，その状況の中で抱いた感情と反応を包み隠さず表します．

③**評価**：うまくいったと思うこと，うまくいかなかったと思うこと，行動としてよかったこと，問題があったことを考えます．

④**分析**：なぜうまくいったのか，うまくいかなかったのか，気づいたこと，使用した知識，看護実践についての新たな発見，得られた知識などについて考えます．

⑤**まとめ**：ほかにできることはなかったか，ほかに必要な知識やスキルは何かを考えます．

⑥**アクションプラン**：次に同じような状況になった場合，どのように行動するか，どんな看護を提供するか課題を抽出します．

―振り返り後―
- 必要な知識やスキルを習得する．
- 再び多重課題の場面に遭遇した時は，課題を意識しながら実践する．
- 実践後，再び振り返る．

図1　多重課題経験後の振り返りプロセス

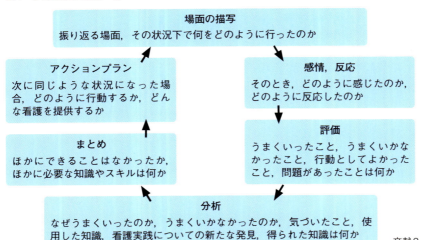

文献2, 3) を参考に作成

2) 振り返りのポイント

振り返りのポイントとしては以下の2点です.

①うまくいかなかったことだけでなく，うまくいったことも振り返る：実践でうまくいかなかったことを次に活かせるようにすることも大切ですが，うまくいった実践を振り返り，自己の強みに気づくことも大切です．よって，うまくいったのはなぜかも考えます．

②先輩看護師やプリセプター，ほかの看護師とともに振り返りをする：他者に自分の意見を述べること，他者の意見をよく聞くことで，自分の行動の結果を予測したり，評価したりする能力が向上します．意図的に他者と振り返る機会を設けるようにします．

3. 多重課題研修へ参加する

多重課題研修としてシミュレーションを実施する医療機関も多くあります．臨床現場を想定した環境のもと，実践力を高めることができます．また，施設外で開催される研修などもあれば，積極的に参加してみましょう．

●

多重課題をテキパキとこなす先輩看護師も初めからうまく対応できたわけではありません．多様な場面，状況下での実践を繰り返し，その中で失敗や苦労した経験を積むことによって身につけていったのです．1つひとつの経験を大切に成長していきましょう．

引用・参考文献
1) 西野理英, 寺田麻子著：第6章 多重課題への対処. 看護の統合と実践① 看護実践マネジメント医療安全（佐藤エキ子編), p.102-111, メヂカルフレンド社, 2016.
2) 田村由美, 池西悦子著：第1章 リフレクションの基礎理論. 看護の教育・実践にいかすリフレクション 豊かな看護を拓く鍵, p.13-36, 南江堂, 2014.
3) 田村由美, 池西悦子著：第5章 リフレクションのスキルとトレーニング. 看護の教育・実践にいかすリフレクション 豊かな看護を拓く鍵, p.101-128, 南江堂, 2014.

教育現場で多重課題をどう克服するか

～シミュレーションやオスキーを想定した実践的な学び～

大川宣容

●同時に複数の課題に対応するためには

　変化する社会のニーズに対応できる看護専門職者を育成することが，基礎教育では求められます．複雑化する医療現場の課題に対応できるようにするためには，看護の知識や技術を学び，学んだことを活用して，さまざまな状況に対応する練習を繰り返すことが必要です．臨床場面では，同時に複数の課題に対応しなければならないことも多く，状況によって判断が異なることもあり，暗記型の学習では対応できず，むずかしく感じるでしょう．

　看護師がかかわる多くの人は健康問題を持つ人であり，侵襲の度合いにかかわらず，看護介入をすること，あるいはしないことによって，対象者の状態がどうなるかを予測することが求められます．看護師として対象者の安全性と安楽性を考えた実践をするためには，看護介入の結果について考えられなければなりません．学生の皆さんが自ら考え，行動できる看護師になるためには，実践的に主体的に生涯学び続けることが求められます．ここでは，シミュレーション教育で実践的に学ぶ方法を解説します．

●シミュレーション教育とは

　シミュレーション教育といえば，コンピューターで制御された高機能のシミュレーターを使用しなければできないと思うかもしれません．しかし，必ずしも高機能シミュレーターが必要なわけではなく，机上のシミュレーションで学ぶことも可能です．

　シミュレーション教育とは，「臨床の事象を，学習目標に応じて再現した状況の中で，学習者が実際に医療行為やケアを経験することを通じて学ぶ形式の教育方法」と考えています[2]．大切なことは，臨床の事象を学習目標に合わせて再現された状況で，学習者である皆さんが実際に行動し，それを振り返ることで学ぶ方法であるということです．つまり，学習者である皆さん自身が行動(思考して)，それがどういう判断に基づいているのかを考えていく学習のしかたです．

　大切なことは，臨床の事象が学習目標に合わせて再現されているということです．ただし，臨床の状況，すべてを忠実に再現する必要があるわけではなく，学習者がそういう状況で行動することをイメージできれば，ボード上で再現してもよいわけです．

　学習者が没入できる環境をどう作るかが重要です．

図1 経験学習モデル

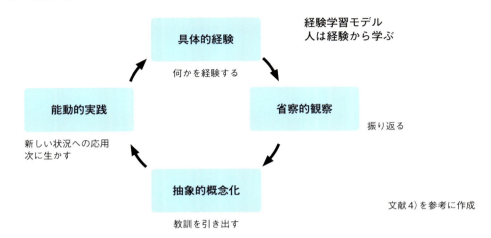

文献4)を参考に作成

● 経験学習モデルを基盤とする

　Kolb（1984）は，人は経験から学ぶことを，経験学習モデルとして説明しています（図1）．学習目標に合わせて再現された状況の中で，行動し「具体的経験」，それを振り返り「省察的観察」，「抽象的概念化」により次の場面で活用できることを得て，次に生かす「能動的実践」というサイクルで学習することを基盤にして，シミュレーション教育は設計されています．

　シミュレーションで実施したことを振り返り，自分自身が気づき，行動を変えながら学んでいきます．行動して，自分の行動を振り返り，次に生かすことを見出し，何度でも反復して学べます．場合によってはほかの誰かの実践を見ながら思考し，実践と思考をともに振り返り，次に生かすことを見出す，という学び方をする場合もあります．

　学習者が振り返る中で，知識と技術の統合ができ，類似した状況で行動できるようになり，結果として看護者としての臨床実践能力を強化します．

● シミュレーション教育の効果的な活用

　多重課題に対応できるためには，状況を的確に認識し，事の成り行きをイメージできることが大切になります．教える側の人は，対応に必要な知識と技術，そして正しいと思う行動を選択する態度を学べるように計画します．必要な知識を事前学習として課したり，タスクトレーニングをしたり，対応に必要なことを事前に学び，学んだことを使って対応できるような設計にすると効果的に学べるでしょう．

　シミュレーション教育は学習のために活用されたり，評価のために活用されたりします．試験として臨床技能の評価に焦点を当てる場合は，OSCE（オスキー，objective

OSCE：objective structured clinical examination，客観的臨床技能試験，または客観的臨床能力試験

表1　シミュレーション教育を効果的に活用するために

> 学習者自身が，主体的にリフレクティブに自らの行動を振り返り，
>
> ①自分はどう行動したか
> ②そのときどう感じたか，どう考えたか
> ③それはどうしてか（①の行動をしたのはどうしてか，あるいはしなかったのはどうしてか，②の感情が生じたのはどうしてか）
> ④次はどうするか（今後どうするか）
>
> を見出す．

structured clinical examination：客観的臨床技能試験，または客観的臨床能力試験）とよびます．どういう目的でシミュレーション教育が活用されているかを意識してみましょう．

　学習のために活用されても，試験として活用されても，学習者の皆さん自身が，主体的にリフレクティブに自らの行動を振り返り，①自分はどう行動したか，②そのときどう感じたか，どう考えたか，③それはどうしてか（①の行動をしたのはどうしてか，あるいはしなかったのはどうしてか，②の感情が生じたのはどうしてか），④次はどうするか（今後どうするか）を見出し，実践の場面で生かすことができて初めて，学習の成果があったといえるでしょう（**表1**）．そういう意味でも，学ぶ人のニーズに合わせて，内容を検討し設計していくことが重要です．

●デブリーフィングで学習者の思考フレームに気づく

　振り返りによって，自分自身に気づくことで学習が進むため，シミュレーション後のデブリーフィングは重要です．デブリーフィングの定義として2つの定義を紹介します．

> デブリーフィングとは体験とその原因（why）を系統的に振り返って考えることである[1]．
>
> 学習者が自らの行動，思考，そのときの感情などを振り返り，ディスカッションを通して，自らの知識と技術の統合や新たな学習課題を確認し合う[2]．

図2 パフォーマンスギャップ

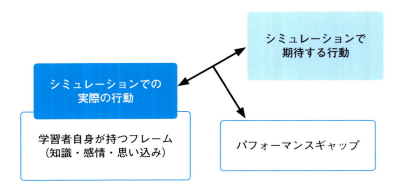

図2に示したように，シミュレーション中の学習者の行動をよく観察して，学習目標とのギャップのあるポイントに焦点を当て，学習者がどう行動したのか，そのときどう感じたのかを手がかりにしながら，それはどうしてなのかをていねいに振り返っていきます．デブリーフィングのポイントは，表2のとおりです．

多重課題をテーマにしたシミュレーションでは，事例集に挙げられているように判断に迷う場面やモヤモヤすることが含まれます．デブリーフィングにおいては，学んでほしいことを教える側が提示して終わりにしないことが大切です．学習者自身がどう感じたのか，どう考えたのかを表出できるようにして，次にどうしたらよいか，そのためにどういう学習が必要なのかを自分で見出せるように支援します．学習者が脅かされず，自由に発言できるような雰囲気を作ることが重要となります．

● **必要な知識を使って思考して問題を解決する**

その状況で使う知識を思い起こして，意識的に知識を使って問題を解決する練習を事前課題としておくことで，シミュレーションの時間短縮や，教える側からのインストラクションの時間を短縮することも可能です．状況と知識が結びつくことで忘れにくくなりますし，臨床の状況の中で使える知恵に転換されていきます．知識を臨床の状況の中で使えるようになるには，知識の使い方を学ぶ必要があります．はじめは公式のように馴染まないかもしれませんが，段々とその状況でどう考えたらよいかがわかるようになっていきます．

表2　デブリーフィングのポイント

- すべての行為は，善意で行われたという前提で
- 学習者にとって安心できる場所，安全な環境で
- 学習者が積極的に参加できるように
- 学習者が自分で気づけるように
- 学習者自身の行動について「なぜそうしたのか？」を考えられるように
- 異なる意見を認め合えるように

　知識の学習と必要な行動がわかっているだけでは，臨床現場の課題には対応できません．ある状況で必要とされる行動をとるための準備が自分に整っているかどうかを確認するために，シミュレーション教育を活用して学ぶことは有用です．単なるやり方や対応のしかたとして学ぶのではなく，シミュレーションの場面で看護師としての私が，状況をどのようにとらえたか，そしてどのように判断し，対象にアプローチしたかという思考過程を振り返り，次に活かすためにどうするか，学習者自身が気づけるようにします．そして学習者自身が考えたことを次の場面で実践できるように自ら学び，周りもそれを支援していくことが重要です．このサイクルを繰り返すことにより，多重課題を克服する力を習得できると考えます．

引用・参考文献
1) 池山貴也ほか：The Debriefing Assessment for Simulation in Healthcare(DASH™)ハンドブック日本語版に関して．医学教育，45(4)：293-295，2014．
2) 阿部幸恵編著：看護のためのシミュレーション教育．p.114，医学書院，2013．
3) 中村惠子編著：看護OSCE．メヂカルフレンド社，2011．
4) Kolb D：Experiential learning experience as the source of learning and development. Prentice Hall, Inc., 1984.

自己調整学習による成長

三上剛人

●看護における多重課題の浸透

　数多くの仕事に対し，優先順位を決めながら進めていくことは，看護の仕事に限らず多職種に求められていることです．

　看護の仕事で，それを多重課題と呼ぶことが広く浸透してきたのは，厚生労働省の「新人看護職員の臨床実践能力の向上に関する検討会」の報告(2004)が出てからのことではないかと記憶しています．この報告書では，複数の患者の受け持ちや多重課題への対応等について，基礎教育で身につけることは困難であるという問題を抽出し，新人看護職員研修の考え方に多重課題への対応を盛り込んでいます．

　患者さん1人ひとりへの看護ケアは「ケア」と呼ばれますが，看護ケアが重なったときから「課題」に変わるのは，面白い現象だなと感じています．

　いずれにしても，同時にたくさんの看護ケアを行うことは，看護実践をする者にとって大変な出来事であることは間違いありません．

　今回執筆いただいた執筆者の皆さんは，数多くの仕事を同時に請け負ってきた，いわゆる多重課題の経験が豊富な強者たちです．もちろん，ここでの解説は，何か違った条件が加わると状況は大きく変わります．これが「絶対！」ではないことは，ここで付け加えておく必要があるでしょう．

●自己調整学習とは

　多重課題演習やトレーニングでは，自己の課題を自覚する機会になっていると結論付けている研究がいくつもあります．このことは，看護師として成長していくうえで非常に重要な学習となっています．

　これは，教育心理学や教育研究の潮流となっている自己調整学習(self-regulated learning)の理論が関与しています．

　自己調整学習は，学習者が学習過程にメタ認知(認知を認知する)，動機付け，行動に，積極的に関与する学習である(Zimmerman，1989)といわれています．秋場(2012)は，自己調整学習の研究の文化的な考察の中で，反省とリフレクションの違いに触れ，反省は日本文化特有の概念であるとし，反省のプロセスを通し「自己観察」，「自己評価」，「自己反応」の3つの判断スキルが助長されるとしています．つまり，多重課題や数多くの仕事で困難が生じた際には，その経験を振り返り，自分を見つめ自己の課題を明確にしていくことが，成長につながるということになります．

　誰しも困難なことが生じた場合，うまくいくこともあればうまくいかないことも生じま

す．うまくいかなかったことはしっかりと反省し，次につなげる課題としてポジティブな考えを持つことが，自己成長には大事です．

●効果的なシミュレーショントレーニング

そこで，多くの施設や教育機関で，シミュレーショントレーニングとして多重課題演習が試みられています．

看護におけるシミュレーショントレーニングは，繰り返し体験することができ，失敗が許され，重症度や緊急度が高くても教材にでき，患者の安全が脅かされないなどの特徴があります．

技術の習得や知識の獲得のためのシミュレーショントレーニングでは，到達目標を明確にして，目標が達成されたかどうかを評価します．一方，シミュレーショントレーニングの中でも多重課題克服のためのトレーニングは，シチュエーションや患者背景などによってさまざまな様相を呈します．

多重課題では，その課題をすべてクリアし「できた」という体験よりも「できなかったこと」を，机上ではなく臨床現場に近い立体的な演習空間で経験することができます．この「できなかったこと」は，前述した反省のプロセスから生まれ，自己課題となり課題解決のための学習へと導いてくれます．

ここで大切なのは，多重課題が起こる状況というのは，Aパターン，Bパターンといった定型的なものではないということです．時間の差，患者が発する些細な言葉1つ，表情の変化1つでも答えが変わってくるため，たくさんの状況判断があり，その判断は優先順位をもとにした思考です．

その思考は，デブリーフィングや振り返りの中での反省のプロセスで強化することが可能です．

◉

本書では，誌面上での状況設定のためあくまで正解を示していますが，数多くの仕事を同時に行う際には，何をよりどころに優先順位を決めていくのかを考えることが必要だということが，わかったのではないかと思います．そして，いつもの業務，いわゆるroutine workを見直すきっかけになることもあったのではないでしょうか．

本書が，皆さんの困難を乗り越えるよりどころとなり，看護感の醸成を続けつつ，よりよい看護ケアの実践に役立てば幸いです．

引用・参考文献
自己調整学習会編：自己調整学習―理論と実践の新たな展開へ．北大路書房，2012．

MEMO

第 2 章

マンガでわかる動き方

ケアの優先順位

Case 01 術後の患者2名のIN-OUTバランスチェックをしようと思ったら、別の患者の点滴のアラームが鳴って

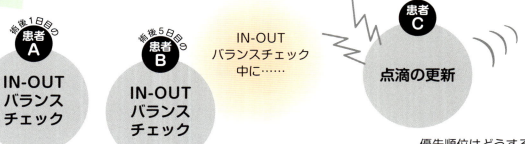

優先順位はどうする？

優先順位のポイントは29ページ

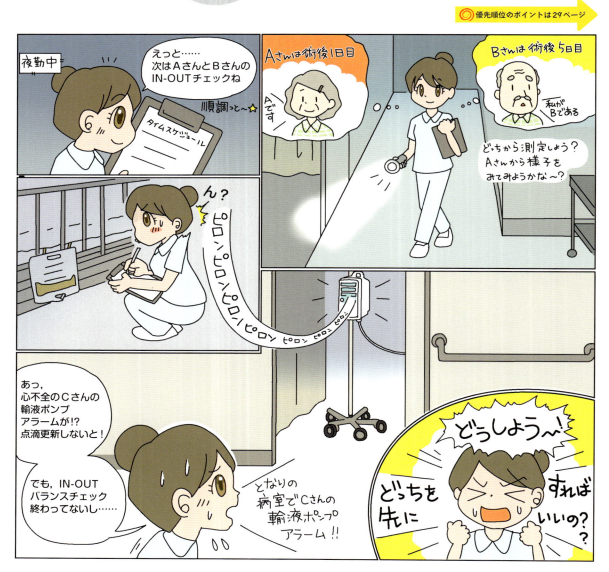

AVR：aortic valve replacement，大動脈弁置換術

おり，更新を行わなくてはいけなくなった．

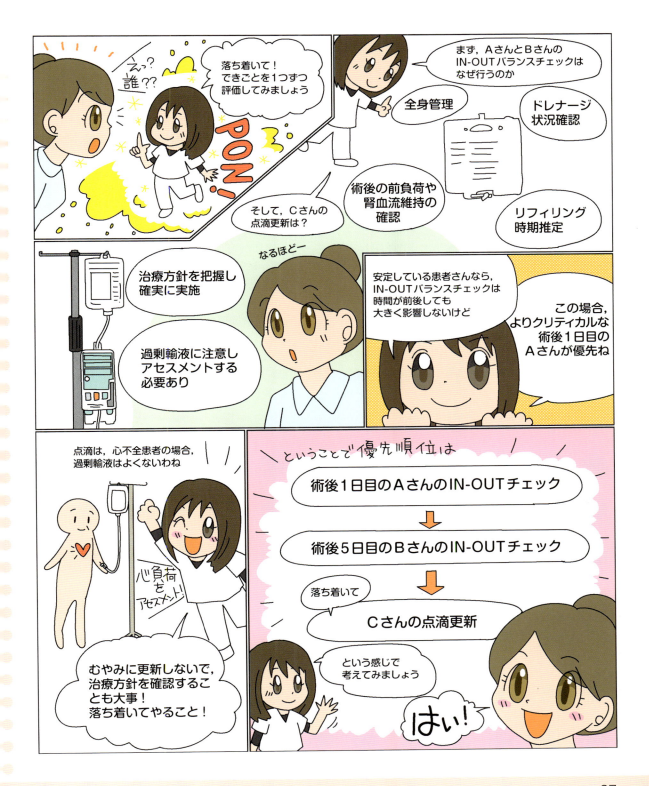

迷いどころや陥りがちな 行動

ここでは，手術後1日目と5日目の患者のIN-OUTバランスチェックをしているときに，別の心不全患者の点滴更新を行わなければならなくなったという状況を例として考えてみましょう．ケースの詳細を表1に示します．

正しい動き方・考え方とその 根拠

●できごとを評価してみよう

周術期の患者は，クリティカルな状況にあると考えられます．手術という大きな侵襲が加わった生体は，術後72時間程度までは神経・内分泌反応が著しく亢進している状態であり，サードスペースに体液移動がみられ，循環血液量の減少や尿量の低下がみられます．術後4～7日程度でサードスペースへ移動した体液が血管内に戻り正常化し，全身状態が安定してくると考えられます．

周術期におけるIN-OUTバランスチェックは，輸液や薬剤が確実に投与されて，十分な前負荷や腎血流が維持されていることを確認したり，各種ドレーンの排液量からドレナージ状況を観察するなど，全身状態に変化がないことを確認するためのものです．また，術後リフィリングの時期を推定することもでき，薬剤調整や除水量の調整など治療方針に大きくかかわります．IN-OUTバランスに基づいて全身管理をするため，IN-OUTバランスのチェックは非常に重要な看護業務の1つといえます．

点滴の更新は，それほど時間がかかる業務ではありませんが，治療方針を把握したうえで指示を確実に実施することが基本です．心不全患者ではとくに，過剰輸液が引き起こす弊害をアセスメントしたうえで点滴更新をする必要があります．そのためには，患者のバイタルサインや，症状の観察を行うことが重要です．

●どうすれば，正解？

IN-OUTバランスチェックは，安定している患者の場合，30分程度時間が前後しても治療に大きな影響は与えないと考えられます．複数の患者のIN-OUTバランスチェックをする場合は，それぞれの患者にとっての意味を考えることが重要です．

IN-OUTバランスチェックは，全身状態を評価する1つの手段にすぎません．大事なことは，患者の全身状態を評価し，継続的な変化を確認することです．この事例では，<u>術後1日目の患者は5日目の患者よりクリティカル</u>

表1　事例：2名のIN-OUTバランスチェックと心不全患者の点滴更新が重なった！

手術後1日目と5日目の患者のIN-OUTバランスチェックをしていると，別の部屋にいる心不全の患者の輸液ポンプのアラームが鳴りました．

そこで，IN-OUTバランスチェックを一時中断して見にいくと，空液によるアラームが鳴っていたため，消音し慌てて点滴を交換しました．回診時刻が迫っていたためその患者のもとを離れ，2名のIN-OUTバランスチェックを再開し，医師にバランスの報告を終えました．

30分後，次の勤務帯の看護師から点滴の投与速度が違うと指摘を受けました．指示を確認すると，空液になっていた点滴は一時的に流量を上げて投与していた点滴であり，次に更新する点滴からは投与速度を減量する予定であり，過剰輸液となったことが判明しました．

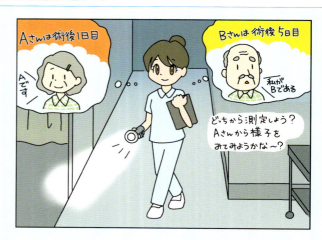

IN-OUTバランスチェックと心不全の患者の点滴更新は，どのように優先度を判断すればよかったでしょうか？

第2章 —マンガでわかる動き方 ケアの優先順位

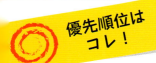

優先順位はコレ！

① 術後1日目のAさんのIN-OUTバランスチェック → ② 術後5日目のBさんのIN-OUTバランスチェック → ③ 落ち着いてCさんの点滴の更新を行う

① クリティカルな状況での全身管理は重要．まずはIN-OUTバランスのチェックを優先

② 術後5日目の患者より術後1日目の患者のほうがクリティカルな状況

③ 輸液療法の意味を考えて患者状態を確認してから点滴を更新する

な状況と考えられるため，優先してチェックをする必要があります．

もちろん，術後日数だけで状態の安定は決定できません．総合的にみてどちらがよりクリティカルな状況なのか常に考えることも必要です．

では，心不全患者の点滴の更新はどうでしょうか．輸液療法が行われていることの意味を考えることが必要です．**表1**の事例では，看護師が時間切迫下で患者の状態や指示を確認することなく点滴更新をしてしまい，過剰輸液という結果になりました．心不全患者にとって過剰輸液が引き起こす心負荷をアセスメントすることができていたら，このような行動にはならなかったかもしれません．

同時に複数の業務がある場合は，患者の治療方針を把握し，患者にとってそれぞれの業務が持つ意味を考え，優先度を判断することが重要です．

（川端和美）

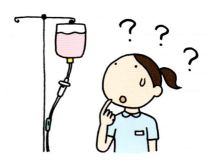

関連しておさえておきたい **コツ ワザ**

IN-OUTバランスと一緒に観察したい身体症状

身体の水分量の出入りを経時的に観察し，呼吸困難感，起坐呼吸，浮腫の程度，皮膚の状態，口渇，倦怠感，体重増減などの身体症状の変化とIN-OUTバランスの関連性をアセスメントしていくことが重要です．

出ていく水分量が少ないのに，入れる水分量が多い場合は，体液のアンバランスが生じてしまいます．

結果として溢水になり，患者の自覚症状として浮腫や咳嗽，呼吸困難感が現れます．皮膚の乾燥や，濃縮尿，頻脈などがみられた場合は，脱水の可能性も否定できません．

IN-OUTバランスチェックとバイタルサイン，症状の観察を経時的に行い，異常を早期に見抜くことが重要です．

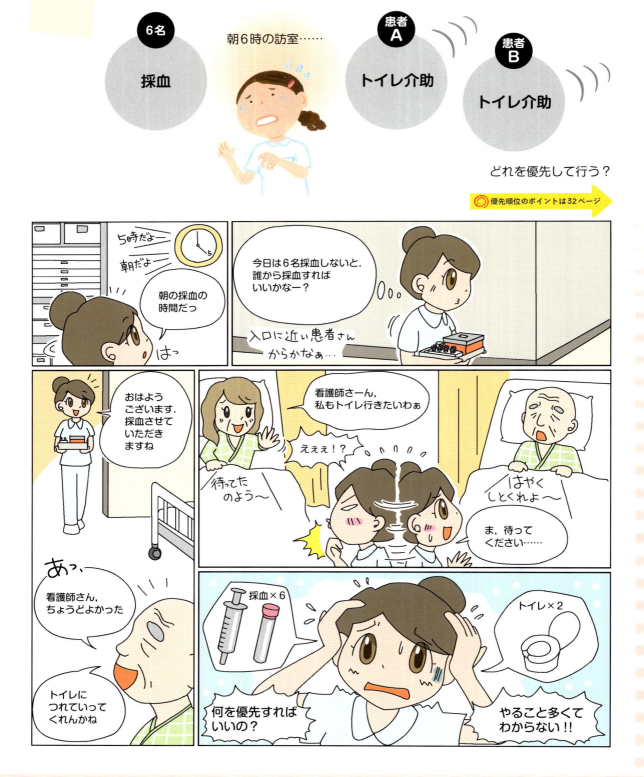

AさんとBさんに「トイレに行きたい」と言われた．

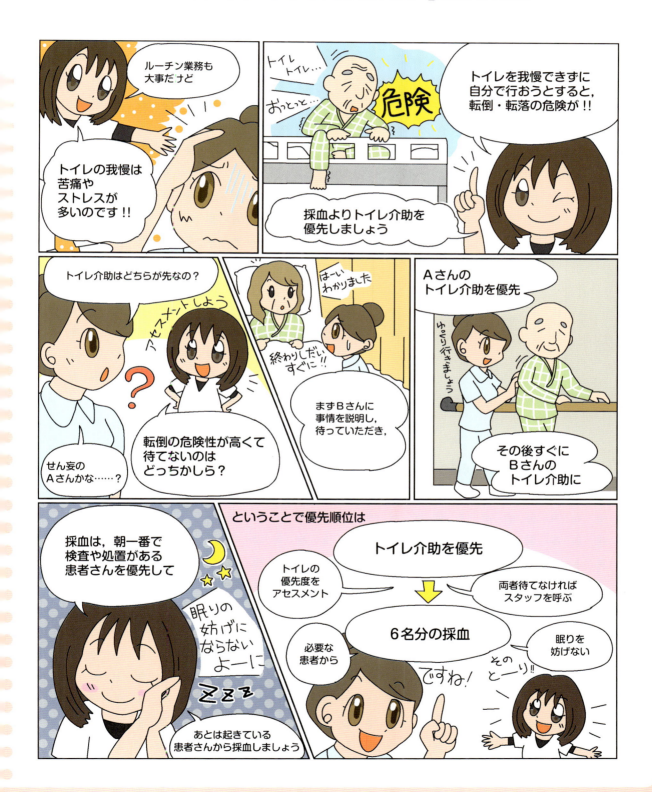

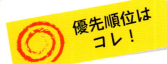

優先順位はコレ！

①-1 トイレ介助を優先 — 患者がトイレを我慢できずに，自分でトイレに行こうとして転倒・転落の危険性がある

↓

AさんとBさんのトイレ介助の優先度をアセスメント

→

①-2 AさんとBさんが両方待てないようなら，どちらかの介助をほかのスタッフにお願いする

→

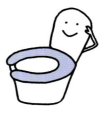

② 6名分の採血

すでに起床している患者や朝いちばんで検査や処置があり採血結果を早急にみる必要がある患者を優先

迷いどころや陥りがちな 行動

　採血を6名分行いトイレ介助に行くとしたら，採血に時間がかかることもあり，患者にはトイレに行くのをかなり我慢していただくことになります．しかし，トイレは長時間は我慢できません．

　そして，AさんとBさんの2人同時にトイレ介助の訴えがある場合，どちらを優先させるか考える必要があります．AさんとBさんの状況を何も考えずに近くにいたBさんをトイレへ誘導した場合は，Aさんはどのようになるか考える必要があります．

　また，朝の採血6名分の順番も迷いどころではないでしょうか．さて，このような場合，どれを優先して行うのがよいのでしょうか．

正しい動き方・考え方とその 根拠

●できごとを評価してみよう
1) 採血かトイレ介助の優先順位

　朝の6時に採血6名分を行うのは，採血を早急に行うことで，採血データの結果が早く出て，患者の身体状態が把握でき，治療方針や看護ケアの決定につながるためです．そのため，早朝の採血が望ましいことは事実であり，何も案件がなければ最優先課題です．

　しかし，トイレ介助を訴えている患者がいるときは，採血とどちらを優先すべきでしょうか．「トイレに行きたい」ということは，介助を要するか，見守りが必要な患者です．

　もし看護師がこの訴えにすぐに対応できなかったら，患者はトイレを我慢できずに，自分でトイレに行こうとするのではないでしょうか．すると，足場は安定してお

第2章 —マンガでわかる動き方 ケアの優先順位—

ルーチン業務も大事…

でも，トイレの我慢は苦痛やストレスが多い．時間の猶予もない

トイレ介助を行ってから採血しても遅くはない

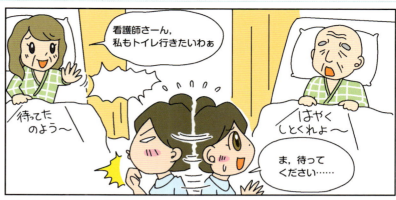

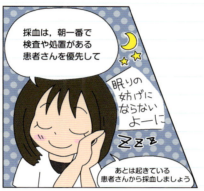

らず，転倒・転落など危険にさらされ，安全が保てない状況になります．そのため，安全を最優先に考え，採血の業務よりもトイレ介助の生活支援を優先すべきです．

2）AさんとBさんのトイレの優先順位

AさんとBさんのどちらを優先すべきかを，身体・精神的アセスメントする必要があります．

たとえば，Aさんの排泄はポータブルトイレで行っているとします．さらに，せん妄を発症しており，行動が活発な状態です．何回か自分でポータブルトイレへ降りようとする行動がみられており，せん妄に対して向精神薬などを使用しているとします．このような場合，足元はフラフラな状態であり，転倒の危険性が高いと判断されるでしょう．

一方，Bさんはトイレをすこし待つことができ，危険行動もないのであれば，Aさんのトイレ介助を最優先させ，Bさんへはほかの患者のトイレ介助が終わればすぐに伺うことを説明し，すこし待っていただきます．

しかし，両者とも待てない状況で，優先度が同じケースもあります．そのときは，ほかのスタッフへ応援要請し，どちらかのトイレ誘導を依頼します．

3）採血6名分の順番

AさんとBさんのトイレ介助を安全に誘導できたら，6名の採血へ戻り，業務を行います．

朝の6時では，まだ寝ている患者もいます．そのため，起床している患者や朝いちばんで検査や処置があり採血結果を早急にみる必要がある患者を優先して行い，急がない患者には入眠の妨げにならないような配慮が必要です．また，採血が取りにくい患者は最後にするほうが，採血を行う側の気持ちに余裕が持てます．

●どうすれば，正解？

このケースでは，まずはトイレ介助を最優先するとよいでしょう．トイレへの介助は，どちらを優先すべきかをアセスメントし，優先度の高いほうを先に介助します．

優先度の判断は，生命に関係するものや安全が確保できているかで決定されます．優先度が同じと判断した場合は，ほかのスタッフへ応援を要請し，どちらかの患者のトイレ介助をお願いします．

（古味秀美）

Case 03

朝6時，Aさんの手術前の処置とBさんの抗菌薬投与が同時刻に予定されている．そこにCさんから排泄介助のナースコール．

 患者A　術前処置

同時刻に……

 患者B　抗菌薬投与

 患者C　排泄介助

どれを優先して行う？

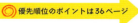 優先順位のポイントは36ページ

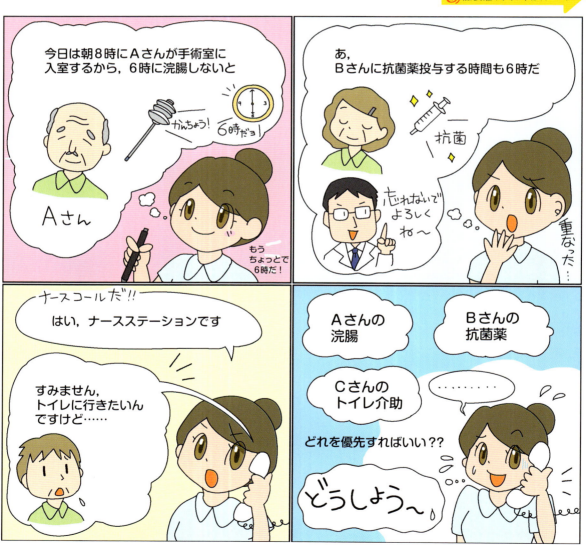

ここでは，消化器外科病棟での例として考えてみましょう．

消化器外科病棟にて，朝8時に手術室入室予定のAさんに浣腸をする時間と，Bさんに時間指示の抗菌薬を投与する時間が，どちらも朝6時の指示．そこにCさんから排泄介助を希望するナースコールが鳴りました．どれを優先するべきでしょうか？

迷いどころや陥りがちな

消化器外科病棟での朝の勤務帯は，術後患者の観察に加え，複数の患者のケア・処置が重なることもあり，常に時間を意識し優先順位を考えながら行動することが求められます．スムーズに業務を行うために立てたタイムスケジュールも，予定外の訴えや対応に追われ，予定通りに進まないことも少なくないでしょう．

予定していた時間にケアや処置が行えない場合，手術室への入室時間など時間的制約もあり，焦るばかりでタイムスケジュールの調整にとまどい，さらに焦りが増すという事態に陥ることがありますね．

この場面ではまず，朝8時に手術室への入室を控えているAさんへの浣腸を時間通りに早めに済ませたいと考えがちではないでしょうか？

しかし，浣腸と同時刻に指示のある抗菌薬投与に加えて，排泄介助への対応も加わり，優先順位を考えた効率的かつ安全な対応が求められます．

正しい動き方・考え方とその

●できごとを評価してみよう
1) 術前処置（浣腸）の優先度

まず，術前処置である浣腸は，安全に手術を行うために必要な排便処置です．しかし，時間指示としての優先度はどうでしょうか．何時に実施したのかということよりも，手術室入室までに排便処置が完了していることが重要です．

また，腸管穿孔などの合併症のリスクもあり，各施設でのマニュアルを遵守し安全に実施すべき処置です．

とくに術前の患者は手術への緊張もあり，浣腸の実施後に気分不快を訴えることも少なくありません．状況に応じて追加処置を必要とする場合もあり，実施後の観察を欠かすことはできません．

2) 抗菌薬投与の優先度

次に，時間指示の抗菌薬はどうでしょうか．薬剤の特性から考え，投与時間を数分変更することが生命に直接影響を与える可能性は低いと考えます．

また，この状況では，あらかじめ指示のある薬剤であり，事前に投与準備をすることが可能なため，実施にはそれほど長い時間を要さないと考えられます．

3) 排泄介助の優先度

3つ目の排泄介助を希望するナースコールはどうでしょうか．排泄という基本的欲求の訴えであり，この時点ではいちばん切迫した状況ではないでしょうか．

●どうすれば，正解？
1) まずは排泄介助

このケースでは，まずCさんの排泄介助を優先すべきと考えます．朝6時ということから，起床時の切迫した状況である可能性が高く，排泄を待たせることにより失禁や転倒などの事故につながる危険性があります．

このような切迫した状況を避けるため，日頃から患者個々の排泄パターンの把握に努め，早めにトイレ誘導を行います．これは円滑にケアを進めるだけではなく，危険回避にもつながります．

2) 次に抗菌薬投与

排泄介助を優先することで，浣腸の指示の6時は過ぎてしまい，刻々と手術室入室時間が近づいてきていると焦りを感じ始めるかもしれません．しかし，次はBさんの抗菌薬投与を優先すべきと考えます．

このケースでは，浣腸よりも抗菌薬投与のほうが実施に要する時間は短いと考えられます．また，抗菌薬投与を後回しにすることで，その後の薬剤投与スケジュールに影響を及ぼす可能性があります．

3) 最後に浣腸を

浣腸は，実施時間よりも処置の安全性と確実性を重視して考えるべきです．

所要時間が短いと考えられる抗菌薬投与を優先して行った後，安全に配慮しAさんの浣腸を実施し，実施後の観察も適切に行うことが大切です．もちろん，手術を控えて緊張しているAさんに対して，処置を遅らせる場

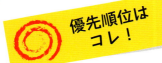

優先順位はコレ！

① **Cさんの排泄介助** → ② **Bさんの抗菌薬投与** → ③ **Aさんの術前処置（浣腸）**

① 排泄は基本的欲求の訴えであり，切迫した状況

② 生命に直接影響を与える可能性は低く，実施にそれほど長い時間を要さないと考えられる

③ 何時に実施したかということよりも，手術室入室までに排便処置が完了していることが重要．また，実施後の観察が欠かせない

合の声かけも忘れてはいけません．

（横山麻美，牧野夏子）

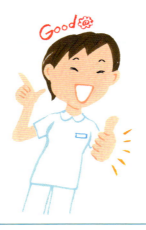

排泄は基本的欲求であり，この時点ではいちばん切迫した状況です

浣腸は安全に配慮し落ち着いて行いましょう

関連しておさえておきたい コツ ワザ

事前にシミュレーションしてタイムスケジュールを立てる

夜勤帯などの忙しい状況では，事前にタイムスケジュールを立て，準備をしておくことが重要です．時間指示のケアや処置のスケジュールを立てるだけではなく，手術直後や循環動態が不安定な患者，夜間せん妄や転倒リスクのある患者など，急変や事故のリスクの高い患者のケアをどのように行うのかを考えることが大切です．

忙しいときほど，急変や事故のリスクが潜んでいます．どのようなことが起こりうるのか，どのようにしたら予防・早期発見ができるのか，もし起こってしまったらどのように対処したらよいのかをシミュレーションしておくことも必要な準備です．

限られた時間でどのようにケアすることが危険回避につながるのかを考え，タイムスケジュールを立て，そして修正していく必要があります．

第2章 ―マンガでわかる動き方 ケアの優先順位―

Case 04

外科の術後に帰室したばかりの患者. **創部**から**出血**して**ガーゼが汚れて**いる. そこに, 術後のX線撮影のため**ポータブルX線**を持って**放射線技師**がやってきた.

- バイタルサインの測定
- 創部の処置
- X線検査の介助

外科の術後……

何から行う？

優先順位のポイントは次ページ →

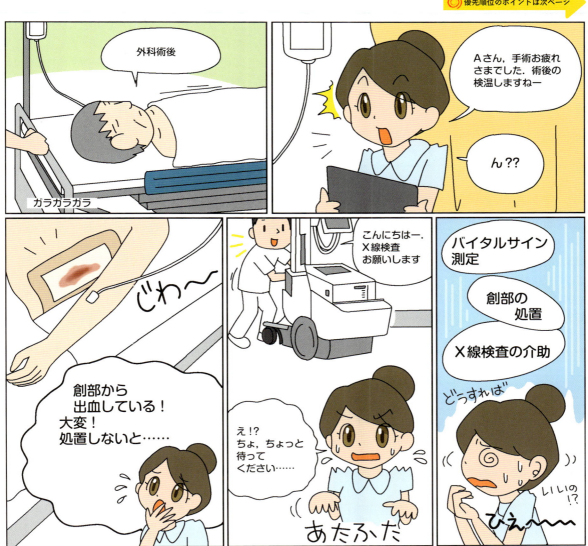

優先順位はコレ！

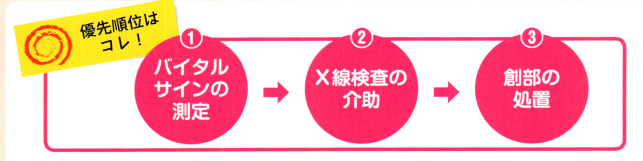

迷いどころや陥りがちな 行動

バイタルサインの測定が必要だとわかっていても，ガーゼが血液で汚れているのも気になるし，放射線技師を待たせるのも気が引けますね．このような場面では，放射線技師を待たせないよう，ひとまず先にX線検査の介助をして，その後に創部の処置やバイタルサインの測定に移ろうと考えるのではないでしょうか．

術直後の状況で患者の安全を考えた場合，何を優先して実施すればよいでしょうか？

正しい動き方・考え方とその 根拠

●できごとを評価してみよう

術直後は，麻酔覚醒不良による舌根沈下や呼吸抑制，出血や脱水による血圧低下など，生命に影響を及ぼす合併症のリスクがあります．そのため，バイタルサインの測定を行い，呼吸・循環の評価と安定化をはかることは，患者の生命の危険を回避するうえで最優先になります．

次に，X線検査は治療に必要な情報なので，早めに実施することが必要です．しかし，X線検査が術後の通常検査である場合は，一刻を争うものではないかもしれません．呼吸状態や循環動態の評価ができていない状況でX線検査を行うことは，初期対応の遅れや状態の悪化につながります．

創部の処置は出血量が多い場合には必要ですが，少量の汚染であれば術直後に慌てて実施する必要はないでしょう．

●どうすれば正解？

このケースでは，生命維持に重要な呼吸・循環の評価と安定化をはかることが最優先です．まずはバイタルサインの測定を行い，呼吸・循環，麻酔覚醒状態などを迅速に観察します．また，術後疼痛や悪心，悪寒などの症状がないかも観察します．バイタルサインの測定が終わるまでは，放射線技師には待ってもらうように声をかけておきましょう．

呼吸・循環の安定が確認できれば，X線検査ができる状態と判断し，患者に説明をしてX線検査を実施しましょう．もちろん，バイタルサインの測定で呼吸・循環が不安定な状態であれば，呼吸・循環を安定させるための対処が優先されます．また，疼痛や悪心などの症状があれば，体を動かすことで症状が増強する可能性があります．この場合にはX線撮影よりも症状の緩和が優先されるでしょう．

出血量が多い場合や明らかに出血量が増加している場合には，X線検査の前に創処置を優先して行い，同時に創部の観察を行います．出血量が少なく，増量もない場合には，X線検査を優先してもよいでしょう．

（岡崎利恵）

関連しておさえておきたい コツ・ワザ

術直後におけるX線検査の影響と対策

術後は，絶飲食，術中の出血，侵襲による血管外への水分の漏出，不感蒸泄などにより，循環血液量が減少しやすい状況です．とくに開腹術では，腹水の流出や腸液の損失などにより不感蒸泄は多く，循環動態が不安定になりやすいです．

術後のX線検査は病室でポータブルX線を用いて行うため，安静臥床から上体を起こし，背部や腰部にフィルムの挿入が必要です．上体を起こすと静脈還流量が減少し，急激に血圧が低下する可能性があります．そのため，ポータブルX線検査の実施前にはバイタルサインの測定を行い，循環動態の安定を確認します．また，ポータブルX線検査の実施後には血圧の低下を予測し観察を継続しましょう．

Case 05

Aさんの**清潔ケアの準備**をしていたら，リーダー看護師から「Bさんの**点滴が変更になったから点滴を変えて**」と指示を受ける．また，医師から「Cさんの**血液培養を取りたいから介助**して」と言われ……．

 患者A：清潔ケア（清潔ケアの準備中……）

 患者B：点滴変更

 患者C：血液培養検体採取

どうしたらいい？

▶ 優先順位のポイントは次ページ

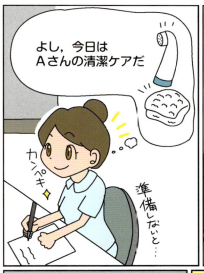
よし，今日はAさんの清潔ケアだ
カンペキ
準備しないと…

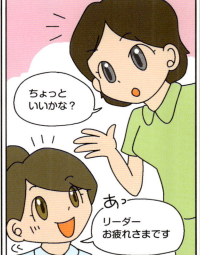
ちょっといいかな？
あっ
リーダーお疲れさまです

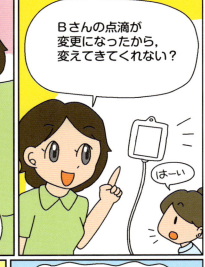
Bさんの点滴が変更になったから，変えてきてくれない？
はーい

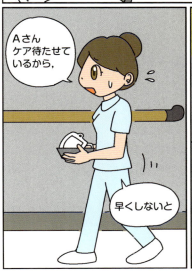
Aさんケア待たせているから，
早くしないと

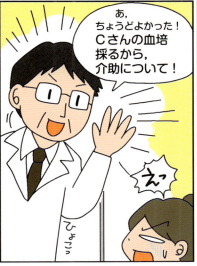
あ，ちょうどよかった！Cさんの血培採るから，介助について！
えっ
ひょこっ

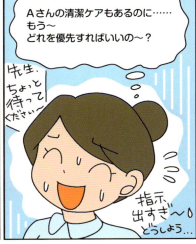
Aさんの清潔ケアもあるのに……
もう〜どれを優先すればいいの〜？
先生，ちょっと待ってください〜
指示出すぎ〜 どうしよう…

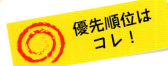

優先順位はコレ！

①-1 Bさんの点滴の緊急性を確認 — 緊急性があるか判断し，点滴変更の遅れが患者に影響を与える場合は優先する

緊急性がなければ →

② Cさんの血液培養検体採取 — 感染徴候がみられる場合，早急な治療開始のためにもすみやかに実施する必要がある

↓

①-2 Bさんの点滴変更 →

③ Aさんの清潔ケア — 患者との約束には誠実に対応する必要があるが，時間の変更を提案することは可能

迷いどころや陥りがちな 行動

ケアを待たせているAさんのことも気になりつつ，Bさんの点滴変更も早く実施しなければと思い，焦りますね．そこに，医師から「介助について」と言われれば，さらに焦る気持ちになるでしょう．

このような場面では，患者の病状を含めた処置の優先順位ではなく，おそらく医師の要請にすぐに対応しなければという思いが先行し，医師の介助を優先しがちではないでしょうか？点滴変更も早急な対応が必要であったかもしれませんし，ケアを待たせていたAさんからは，後で不満の声があがるかもしれません．

正しい動き方・考え方とその 根拠

●できごとを評価してみよう

Aさんの清潔ケアは，Aさんにとくに予定がない限りは，時間の変更を提案することが可能かもしれません．緊急性はありませんが，患者のスケジュールやニードを考慮した時間の設定が必要です．患者との約束は，誠実に対応する必要があります．

Bさんの点滴変更の指示は，点滴変更の遅れが患者に与える影響によって優先すべき可能性があります．

血液培養検査は，Cさんの血液培養検査の目的が治療後の評価であれば，緊急性は低いでしょう．しかし，Cさんになんらかの感染徴候がみられている場合には緊急性が高くなります．さらに，血液培養の検体採取は菌の検出率が高いタイミングを逃さないことが重要です．また，血液培養検査は抗菌薬投与開始前に実施することが望ましいとされているので[1]，早急な治療の開始のためにも，すみやかに血液培養検査を実施する必要があります．

●どうすれば正解？
1)点滴と血液培養の緊急性を考える

Bさんの点滴変更の指示は，変更内容と変更理由を確認し，緊急性があるかどうかを判断します．自分で判断

がつかない場合は，リーダー看護師に確認しましょう．

　点滴を変更する理由の多くは，ボトル内の電解質やカロリー組成を変更したい場合などです．カロリーの増減の場合は多少の時間の猶予はありますが，電解質組成の場合は可能な限りすみやかに行うべきです．よって，変更する理由を確認することは，次の行動の順序を決定する理由にもなります．

　また，Cさんの血液培養検査に対しては，Cさんの病状と血液培養検査の必要性を考え，緊急性を医師に確認しましょう．そのうえで，点滴変更を優先すべきか血液培養検査の介助を優先すべきかを考えます．

　血液培養検査の介助に入る前に清潔ケアを待っているAさんに対して，清潔ケアの実施時間の変更とその理由を説明することが必要です．保清ケアが実施できそうな予定時間をお伝えすると，よりていねいになります．

　血液培養検査の介助が終了したら，Bさんの点滴変更を実施し，Aさんの清潔ケアに取りかかりましょう．

2）他者への依頼も考慮

　Bさんの点滴変更の緊急性がある場合は，血液培養検査の介助も医師から依頼されていることをリーダー看護師に伝え，血液培養検査の介助か点滴変更のどちらかを他者に依頼できないか相談しましょう．すべてを1人で実施しようとせず，患者への影響を第一に考えて応援を調整してもらう判断も重要です．

　一方，Cさんに感染を示す臨床症状がなく，血液培養検査の緊急性が低い場合は，Bさんの点滴を変更するまでの間，医師に待ってもらうことを交渉するのもよいでしょう．

（岡崎利恵）

引用・参考文献
1) 日本集中治療医学会Sepsis Registry委員会：日本版敗血症診療ガイドライン．日本集中治療医学会雑誌，20(1)：124-173，2013．

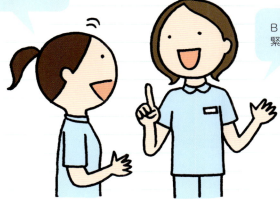

― 関連しておさえておきたい **コツ ワザ** ―

事前の予測と調整，連携によりケアと治療のタイミングを逃さない

　受け持ち患者の情報収集や検温時の所見からCさんの感染徴候をとらえて病状の把握ができていれば，検査の実施を予測することができたかもしれません．予測できていれば，リーダー看護師に報告することで医師の指示が確認でき，事前にAさんの清潔ケアの時間を調整できていたでしょう．

　また，「○時からAさんの清潔に入ります」と，リーダー看護師に事前に伝えおくことで，緊急性のある指示以外は待ってもらえるか，他者に依頼してもらえるかもしれません．周囲との連携をはかることも大切でしょう．

Case 06 Aさんの人工呼吸器のアラームに対応しているときに，隣室のBさんの人工呼吸器のアラームが鳴った．

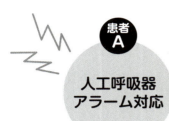

Aさんの人工呼吸器の
アラーム対応中……

患者A 人工呼吸器アラーム対応

患者B 新たな人工呼吸器アラーム

どちらを優先する？

優先順位のポイントは44ページ

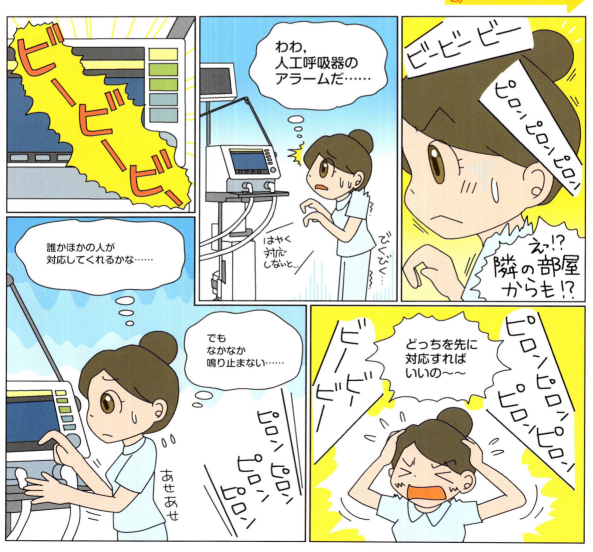

迷いどころや陥りがちな 行動

　人工呼吸器のアラームが鳴ることは，患者の呼吸，つまり患者の命にかかわることなので，そのまま放っておいてはいけない状況ですね．

　Aさんの人工呼吸器のアラームが鳴り対応をしていたところ，隣の病室からBさんの人工呼吸器のアラームが聞こえてきました．Aさんの人工呼吸器のアラームの対応中であり，Bさんの人工呼吸器は誰かが対応するはずと思っていますが，なかなかBさんの病室からのアラーム音が鳴りやみません．

　Aさんの対応を続けるのか，Bさんのアラームを確認しにいくのか，さて，どうしたらよいでしょう．

正しい動き方・考え方とその 根拠

●できごとを評価してみよう

　人工呼吸器のアラームをそのままにしてはいけません．この状況では，Aさんのアラームはなぜ鳴っているのか，すでに確認し対応しています．そしてAさんのアラームは，緊急度や重症度が高いものではなかったと仮定します．しかし，隣の病室から聞こえてきているBさんの人工呼吸器のアラームは，何が原因で鳴っているのか把握できていません．

　人工呼吸器のアラームは患者の命にかかわることであり，Bさんのアラームがなぜ鳴っているのかをいち早く把握する必要があります．なぜなら，Bさんは生命の危機的状況に陥っている可能性が考えられるからです．

●どうすれば正解？

　まずは何が原因でBさんの人工呼吸器アラームが鳴っているのかを把握し，Bさんの状態をアセスメントします．Bさんの状態を観察した際，チアノーゼの出現，SpO_2の低下など，状態が一刻を争う状況であれば，ただちに助けを呼んで対応をすべきです．

　ただし，Aさんのアラームの原因によっては，Aさんのそばから離れ，Bさんのもとに行ってはなりません．たとえば，Aさんのアラームが気道内圧上限アラームで，Aさんの状態をアセスメントしたところ，気道内分泌物の貯留が原因でSpO_2の低下をきたしていた場合，分泌物を吸引しないと窒息に至り，呼吸状態が悪化することが考えられます．このような場合，Aさんの対応を終えないままBさんの対応をすることは，その間Aさんには苦しい思いをさせてしまい，さらには命の危険を与えかねません．このような場合は，ほかのスタッフを呼びBさんのアラーム対応を依頼しましょう．

　アラームやナースコールが重複したとき，「誰かが

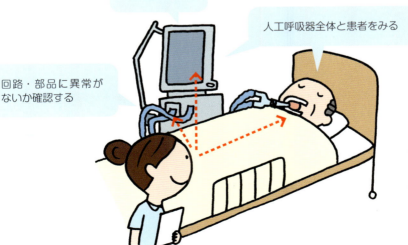

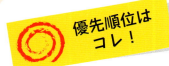

優先順位はコレ！

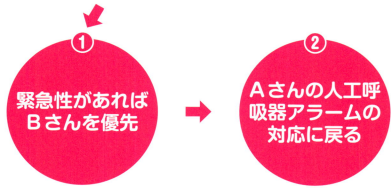

Aさんのアラームが緊急度や重症度が高くないと判断した場合

Bさんの人工呼吸器アラームの原因を確認

Bさんは生命の危機的状況に陥っている可能性があるため，Bさんのアラームがなぜ鳴っているのかいち早く把握する

① 緊急性があればBさんを優先 → ② Aさんの人工呼吸器アラームの対応に戻る

Aさんのアラームの原因によっては，Bさんのもとに行ってはいけない．その場合は，他のスタッフを呼び，Bさんのアラーム対応を依頼する

行ってくれるだろう」とあいまいな思いで過ごすのは危険です．常にスタッフ間で声をかけあえるような体制作りを心がけましょう．

（根本雅子）

引用・参考文献
1) 那須淳子ほか：新卒看護師の看護ケア上の多重課題に関する実態調査．日本看護学会論文集　看護管理，38th：95-97，2008．
2) 川島妙子ほか：多重課題演習を体験した新人看護職員が自覚した変化．日本看護学会論文集　看護教育，44th：185-188，2014．
3) 石井宣大編著：やりなおしのアラーム・パニック対応とアセスメントー緊急・警告時の必要な判断と患者の観かたがわかる！(Smart nurse Books 13)．メディカ出版，2012．

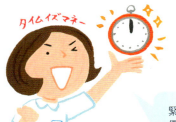

緊急性があるかどうか確認して優先順位を決めます！

――― 関連しておさえておきたい

同時に人工呼吸器のアラームが鳴った場合の対応

　新人看護師，若手の看護師の多重課題，複数患者対応についての困難さは，先行文献でも指摘されています．どんなにベテランの看護師でも，同時発生したアラームをすべて自分1人で対応することは困難です．

　人工呼吸器には多くのアラームがあります．アラームの種類とその原因と対策（**表1**）[3]を学習し，アラームが発生した場合に備えておきましょう．

　自分1人で対応しようとせず，ほかのスタッフと協力して対応することで，同時に複数の患者の対応ができ，患者の生命の危機的状況を回避することができるでしょう．

表1 アラームの種類とその原因と対策

アラームの種類	アラームの原因	アラームの対応
気道内圧上限アラーム	気道内圧が設定上限値を超えると作動する 【原因】 ・咳嗽 ・痰貯留 ・気管チューブの屈曲	・患者の観察（呼吸音の聴取，SpO_2の確認等） ・気管吸引 ・挿管チューブの位置確認 ・回路チューブの屈曲確認 ・モードの再確認
気道内圧下限アラーム	PEEPやCPAPの設定値よりも圧が下がったときに作動する 【原因】 ・呼吸器外れ ・回路のリーク ・吃逆（しゃっくり） ・事故による抜管 ・吸気努力の増大 ・吸気流量不足など	・患者の観察（呼吸音の聴取，SpO_2の確認等） ・回路リーク有無の確認 ・抜管有無の確認 ・呼吸器外れ有無の確認
分時換気量上限アラーム	設定された分時換気量を超えたときに作動する 【原因】 ・頻呼吸 ・吸気努力の増加 ・麻酔からの覚醒による自発呼吸の増大	・設定（一回換気量・呼吸回数）の確認 ・モードの再確認
分時換気量下限アラーム	設定された分時換気量を下回ったときに作動する 【原因】 ・呼吸器外れ ・回路のリーク ・事故による抜管 ・自発呼吸の低下 ・肺の悪化など	・患者の観察（呼吸音の聴取，SpO_2の確認等） ・回路リーク有無の確認 ・抜管有無の確認 ・呼吸器外れ有無の確認
呼吸数上限アラーム	呼吸数が設定値を上回ると作動する 【原因】 ・呼吸努力の増大 ・麻酔からの覚醒や興奮による自発呼吸の増大 ・呼吸筋の疲労	・患者の観察（呼吸音の聴取，SpO_2の確認等） ・設定（一回換気量・呼吸回数）の確認 ・モードの再確認
無呼吸（アプニア）アラーム	設定した時間を超えて呼吸がされていない場合に作動する　作動するとあらかじめ設定されている条件でバックアップ換気が入る 【原因】 ・自発呼吸の低下（麻酔薬の投与も含む） ・呼吸器外れ ・気管チューブの破損 ・自発呼吸停止 ・事故抜管	・患者の観察（呼吸音の聴取，SpO_2の確認等） ・回路リーク有無の確認 ・抜管有無の確認 ・呼吸器外れ有無の確認 ・モードの再確認 ・鎮静の評価
加湿加温器アラーム	ガスの温度や湿度が異常なときに作動する 【原因】 ・回路の接続を間違えている（低） ・温度プローブに水滴がついている（低） ・ヒートワイヤーの断線，接続外れ（低） ・温度センサの不良（低/高） ・ガスの温度が上がっている，もしくは下がっている（低/高） ・加湿加温器内の水が空になっている（高）	・患者の観察（呼吸音の聴取，SpO_2の確認等） ・回路の接続確認 ・温度プローブの交換，再接続 ・配管の水滴を除去する ・加湿加温器に水を入れる
電源異常アラーム	人工呼吸器の電源が異常なときに作動する 【原因】 ・電源アダプタの外れ ・電源コードの断線 ・停電による電気供給停止	・患者の観察（呼吸音の聴取，SpO_2の確認等） ・用手換気に切り替える ・人工呼吸器の交換 ・電源アダプタの接続 ・自家発電や無停電の電源を常時使用する
ガス供給異常アラーム	ガス供給圧が低下したときに作動する 【原因】 ・停電等による医療ガス供給停止 ・酸素，圧縮空気配管の外れ ・ガスホースの折れや踏みつけでガスが流れない	・患者の観察（呼吸音の聴取，SpO_2の確認等） ・用手換気に切り替える

文献3）より転載，一部改変

Case 07 昇圧薬のシリンジポンプの閉塞アラームと鎮静薬の残量アラームが同時に鳴った．

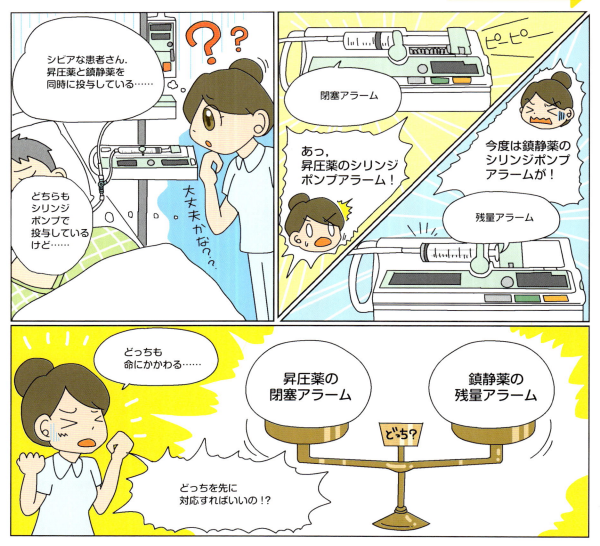

迷いどころや陥りがちな 行動

　昇圧薬も鎮静薬も，患者の状態に影響をもたらします．昇圧薬は患者の血圧を維持するために重要な薬剤ですし，鎮静薬は人工呼吸器を装着している患者が呼吸の同調性をよくし，またストレスを緩和するためには必要な薬剤です．

　昇圧薬を投与しているシリンジポンプのアラームが鳴ったので確認をしたところ，閉塞アラームでした．対応をしようとしたら，今度に鎮静薬を投与しているシリンジポンプが残量アラームで鳴りました．2つのシリンジポンプのアラーム対応を司時にしなくてはいけない状況，どう行動すればよいでしょう．

正しい動き方・考え方とその 根拠

●できごとを評価してみよう

　アラームの種類は，昇圧薬は「閉塞アラーム」，鎮静薬は「残量アラーム」です．アラームの種類からすると，閉塞アラームを優先に対応する必要があります．

　薬剤から考える優先度は，昇圧薬を優先に対応する必要があります．なぜなら，患者の循環動態を左右する薬剤だからです．昇圧薬を投与しているチューブがどこかで閉塞していたら，患者に薬剤が投与されていないことになります．それは，患者の血圧低下をもたらし，循環動態の悪化をもたらし，命さえも奪いかねません．

●どうすれば，正解？
1)閉塞アラームと昇圧薬を優先

　このケースでは，薬剤が患者にどのような効果を得るために投与されているのかが重要です．2つの薬剤とも，患者には重要な薬剤ですが，命の危機を回避するためには，昇圧薬を投与しているシリンジポンプの対応をし，その後に鎮静薬を投与しているシリンジポンプの対応をします．

　昇圧薬は閉塞アラームであり，<u>閉塞アラームが鳴る原因は，クランプや三方活栓の開け忘れやチューブの閉塞，静脈針やカテーテルの先端の閉塞などが考えられます</u>(図1)．閉塞をしている時間，患者には薬剤が投与されません．ほかに薬剤を投与できるルートがあればただちに接続し，投与を開始する必要があります．

　昇圧薬が投与されなければ，患者の命がそれだけ危険にさらされます．確実に投与が開始でき，患者の血圧など循環動態が安定するまでは，患者急変の可能性もあるので，患者の観察を継続することが必要です．

2)交換するシリンジは薬剤がなくなるまでに準備する

　鎮静薬を投与しているシリンジポンプは，残量アラームで鳴っているので，アラームが発生してから投与している鎮静薬がなくなるまで数分の時間があります．この

図1　シリンジポンプの閉塞アラーム

正常作動

閉塞してきている表示
患者へ薬剤が投与できているか？
チューブの屈曲がないか？
など確認し，閉塞アラームが鳴る前に対応が可能

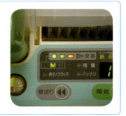

閉塞したときの状態
患者に薬剤が投与できていない状況
バイタルサイン等の観察とアラームの対応

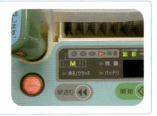

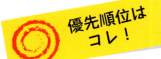

優先順位はコレ！

① 昇圧薬の閉塞アラームの解除 → ② 鎮静薬の残量アラームの対応

① 昇圧薬の閉塞アラームの解除
昇圧薬は血行動態に影響を与えるため，患者の命にかかわる．また，閉塞している間は患者に薬剤が投与されないため，閉塞アラームを優先する

② 鎮静薬の残量アラームの対応
残量アラームの場合，アラーム発生から薬剤がなくなるまで数分の時間がある

時点でほかのスタッフを呼び，交換するシリンジの準備を依頼する必要があります．

交換する鎮静薬のシリンジ準備が遅れ，患者の鎮静が浅くなり，コミュニケーションがとれるようになることもあります．昇圧薬の投与がないまま鎮静薬が投与されると，鎮静薬の作用で血圧がさらに低下することが考えられます．血行動態の安定を確認してから鎮静薬の投与を開始することで，患者の血行動態への影響は少なくなります．

また，薬液が逆だったらどうでしょうか．確かに昇圧薬は循環動態に影響を与えるためすみやかな解除（持続投与）が必要です．しかし，薬剤が逆で鎮痛薬が閉塞アラームだった場合も，閉塞アラームの解除が最優先です．なぜなら，残量アラームはあと数分の猶予があるためです．

（根本雅子）

引用・参考文献
1）石井宣大編著：やりなおしのアラーム・パニック対応とアセスメント―緊急・警告時の必要な判断と患者の観かたがわかる！(Smart nurse Books 13)．メディカ出版，2012．
2）中山美佐子：特集 事故を起こさない！ 輸液ポンプ/シリンジポンプ 患者の危険を見逃さない！ SpO₂モニタ/心電図モニタ，心電図モニタ．エキスパートナース，24(5)：69-78，2008．

関連しておさえておきたい

シリンジポンプのアラームに対応するために準備すること

このケースのように，昇圧薬と鎮静薬を投与している患者を受け持つことがあると思います．シリンジポンプの取扱いや各アラームの対応を学ぶことは必須です．

受け持ちの際，シリンジポンプの作動は確実にされているか，薬剤は時間通りに減っていっているか，残量を確認し，残り何時間で残量アラームが鳴るのかを確認するとよいでしょう．閉塞アラームが鳴ってから対応するのではなく，患者の状態を観察することはもちろん，閉塞しているかもしれないと知らせているシリンジポンプのサイン(p.47・図1)を見逃さないことで，患者の命の危険を回避しましょう．

そして事前に薬剤のシリンジを交換する時間を考えて，交換用のシリンジを準備することで残量アラームに慌てることなく，業務を行うことができるでしょう．

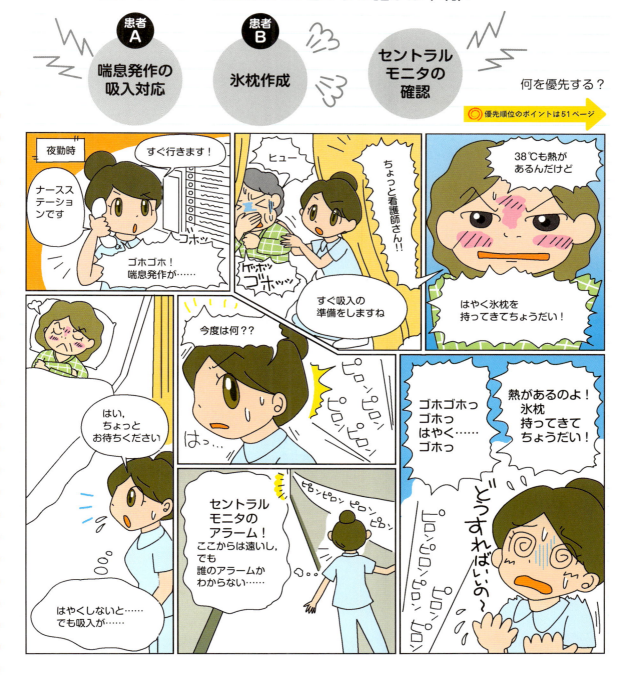

迷いどころや陥りがちな 行動

　夜勤帯では，スタッフ数が減り1人で対応する患者数が増えるため，多重課題に遭遇する機会が多くなります．また夜勤帯の多人数部屋では，ナースコールを押すのを遠慮していた患者が，看護師が来たからお願いするという場面もあります．

　そのようななか，怒りっぽいBさんのような患者がいると，「早くしないと怒鳴られてしまい，ほかの同室者に迷惑がかかってしまう」など，より周囲への配慮も必要なため判断に迷ってしまいます．セントラルモニタも，誰の何のアラームが鳴っているかわからないと気が気でなくなります．どのようにすればよいのでしょうか？

正しい動き方・考え方とその 根拠

●できごとを評価してみよう

1) 早急な対処の必要性の理由を確認

　Aさんの喘息発作の吸入対応は，喘息発作が出現してしまうと，時間経過とともに症状が悪化します．対応が遅れると呼吸状態が悪化し，最悪の場合急変の可能性があるため，早期の対処が必要であり，緊急度は高いです．

　Bさんの熱に対する対応は，患者の年齢や疾患によって対応の優先度は多少変化しますが，緊急度はさほど高くはありません．しかし，患者の特徴としてふだんから怒りっぽいというのがあるため，対応が遅くなると怒鳴られてしまうかもしれません．ほかの患者への配慮から，できるだけ早くに対処する必要があるという点がポイントです．

　セントラルモニタのアラームは，多くの患者がモニター心電図を装着している場合，誰のアラームが鳴っているかわからないため，早急に確認しなくてはならない点がポイントです．

2) 緊急度と優先度を確認

　このケースの3点は，緊急度での対応を考えると，Bさんの対応が最も優先度が低いと考えられます．

　次にほかの2点で考えます．セントラルモニタアラームの確認は，日中であればスタッフ数が多いため，ほかのスタッフが行う可能性が高いため優先度は低くなります．しかし，夜勤帯であればスタッフ数が少ないため，ほかのスタッフが確認してくれる可能性はとても低く，優先度は高くなります．

　そうなると，喘息発作の吸入対応を迷ってしまいます．そこで，動線の無駄をなくして効率よく対応する方法を考えてみましょう．

●どうすれば正解？

　Aさんの吸入もBさんの氷枕も，ナースステーションに一度戻らなくてはいけません．そのため，2人にそれぞれの必要なものを取りに行くことを伝えてナースステーションに戻ります．その際に，セントラルモニタのアラームが何なのかを確認します．

　ここでアラーム内容が致死性不整脈の場合であれば，

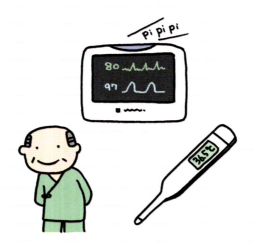

第2章 ―マンガでわかる動き方 ケアの優先順位―

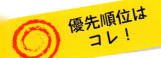

優先順位はコレ！

誰の・何のアラームが鳴っているか，早急に確認する

Aさん（吸入対応）とBさん（氷枕希望）に必要なものを取りに行くことを伝える
→
① セントラルモニタのアラーム確認
→ 致死性不整脈の場合 → 緊急コールと急変対応の応援を要請

致死性不整脈でなければ
↓

② Aさんの吸入を実施：時間経過とともに症状が悪化し，対応が遅れると急変の可能性もあるため，早期の対応が必要
→
③ Bさんに氷枕を渡す：アラームの確認でナースステーションに戻った際に氷枕を準備し，動線を工夫して対応時間を短くする

優先度はいちばん高くなり早急に対応を行います．アラームが致死性不整脈ではなく待てる場合には，Aさんの吸入とBさんの氷枕を持って部屋に戻り，Aさんの吸入を実施してBさんに氷枕を渡します．

このように整理すると，優先度が高い順番はセントラルモニタアラームの確認，Aさんの喘息発作の吸入，Bさんの氷枕になります．

（雀地洋平）

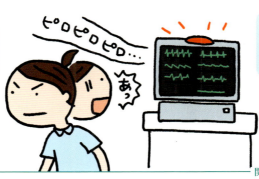

動線を工夫し，対応への時間を短くしましょう

必要なものを取りに行くときにセントラルモニタをみて緊急性を確認！

関連しておさえておきたい

動線と患者対応の工夫

　優先度の選択には，勤務帯によるスタッフ数が大きく影響します．通常夜勤帯では，スタッフ数が少ないため，いかに効率よく動線を工夫し対応への時間を短くできるかが重要です．
　また，このケースのBさんのような，対応に注意が必要な患者は多くいます．緊急度で考えると優先度は低くなりますが，Bさんにとっては重要なことです．小さなことが大きなことになりかねません．慌ててしまい対応をおろそかにせず，どのように対応するか説明することがとても重要になります．

Case 09

Aさんの**トイレ介助**とBさんの**手術出し**が重なった.さらにCさんが安静を守れずに起き上がって**ベッドから降りようとしている**.

何を優先する?

優先順位のポイントは54ページ

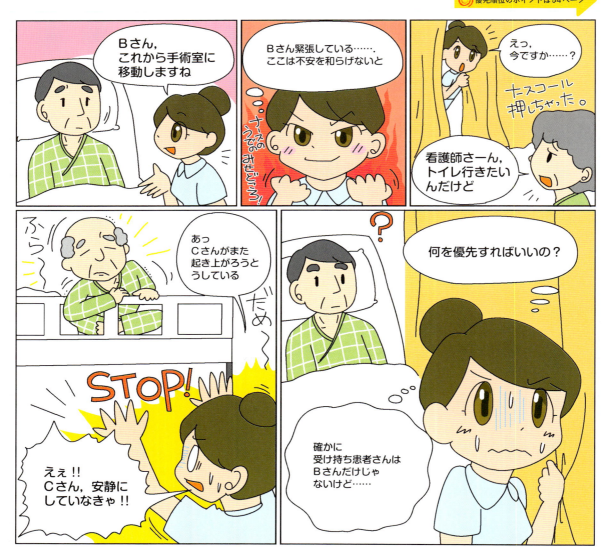

迷いどころや陥りがちな

手術室へ患者を送りだす準備が整い，全神経をBさんに注いでいることが想像できます．そしてBさんは，クリニカルパスに沿って，手術に向けコンディションを整えています．

ここでBさんにストレスをかけてはいけませんが，受け持ち患者はBさんだけではありません．同室のAさんやCさんのケアを行うことも求められます．

正しい動き方・考え方とその

●できごとを評価してみよう

1) 患者それぞれのニードは何か

医療の提供には安全性・公平性・迅速性・患者中心が求められます．どの患者にもそれぞれのニードがあり，それを解決するために安全に迅速に対応する必要があります．

「私は今，Bさんの手術出しを行うので，ほかの患者には我慢してもらおう」では，先に述べた観点で考えると，質の高いものとはよべません．そのため，患者それぞれのニードに対応することが重要です．

Aさんのニードは，トイレに行って排泄することです．そのためには，車椅子に乗ることや見守りが必要かもしれません．しかし，トイレに行って排泄ができるのであれば，あなたが行わなくてもAさんのニードはかなうこととなり，結果，質の高いケアが遂行されたことになります．

Cさんにとってのニードは，起き上がる必要がある「何か」です．人の行動には必ず理由があるので，その理由を明らかにすることが重要です．しかし，Cさんのニードを満たすことも，必ずしもあなたが介入することが必要ではないことを考えなければなりません．

2) 手術出しは受け持ち看護師が行う

では，Bさんのニードは何かというと，周術期を無事に終えることではないでしょうか．術前のストレスは，術後の回復に大きく影響を与えます．クリニカルパスによって予定が実行されることは，Bさんにとってストレスの軽減ともなりえます．

しかし，<u>あなた以外が手術出しを行うことは避けるべきです．Bさんのニードを「周術期を無事に終えること」とするならば，手術に送りだすスタッフは誰でもよいわけではありません．</u>Bさんの情報をたくさん持っており，信頼関係も構築されている受け持ち看護師に，安心して手術に送りだしてほしいと思っていることでしょう．

Bさんへの対応を優先とするならば，まず，ほかのスタッフとの連携をとることが最優先課題となります．チームメンバーに，あなたが行うべきケア内容を共有することが必要です．

●どうすれば，正解？

このケースでは，Bさんの手術出しを優先し，AさんとCさんの対応は他スタッフに依頼しましょう．

（林 尚三）

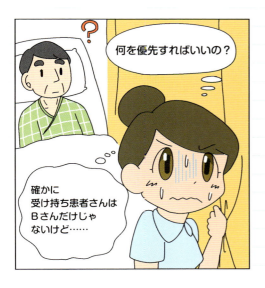

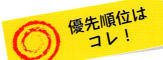

優先順位はコレ！

① Bさんの手術出しを優先
情報を持っていて信頼関係も構築されている受け持ち看護師が手術出しする

→

② AさんとCさんの対応、もしくは他のスタッフへ依頼
他のスタッフと連携をとり、チームメンバーに行うべきケア内容を共有する

関連しておさえておきたい

1日のスケジューリング

病院実習のときは、「本日の行動計画は……」と実習指導者に1日のスケジュールを報告していたと思います．看護師になった今、行動計画を立てているでしょうか．実習時と違い、受け持ち患者が増えるため、1日のスケジュールをしっかり立てることがより大切で、その日の仕事のパフォーマンスを左右するといっても過言ではありません．

上手にスケジューリングするコツは、受け持ち患者のADLと意識レベルがどの程度かを把握することです．これにより、ケアにかかる時間の予測につながります．

次に、受け持ち患者の決まっている予定（食事、検査、治療、リハビリ、透析など）を中心に、それにかかる時間と準備にかかる時間をスケジュール表に書きだします（表1）．

縦軸に患者の名前、横軸を時間にして記入していくとよいです．矢印の重なる場所が多重業務となるので、予測した対応が可能となります．また、いちばん下にあなた自身のプランを入れることも忘れないでください．

表1 スケジュール表

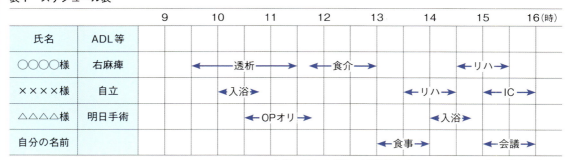

第2章 —マンガでわかる動き方 ケアの優先順位—

Case 10

人工呼吸器装着患者の**挿管チューブの固定テープが剥がれかけている**のを発見した．これから**CVライン刺入部の消毒**と**検温**の予定がある．

- 挿管チューブの再固定
- CVライン刺入部の消毒
- 検温

どうする？

◎ 優先順位のポイントは57ページ →

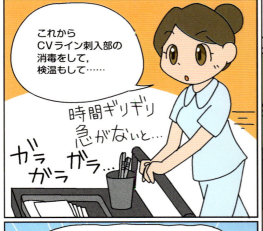
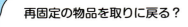
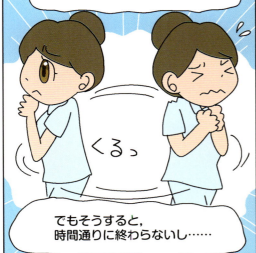
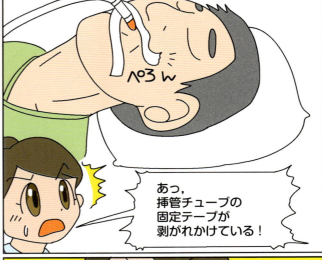
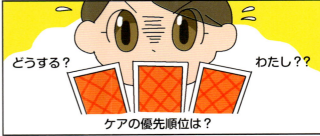
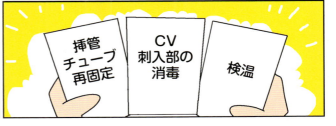

55

迷いどころや陥りがちな 行動

　これからCVライン刺入部の消毒をしようと物品の準備をしたのに，予定外の処置を追加しなくてはいけない状況になってしまいました．このあと検温も控えており，再固定用の物品を準備しにまた戻ると時間が遅くなってしまいます．検温実施も遅くなり，予定どおりの時間に終わらなくなる可能性があります．

　消毒の準備はできているのもあり，挿管チューブの再固定をあとにして予定どおりのタイムテーブルで動きたいと思いがちです．しかし，一方で挿管チューブはこのままでもよいのだろうかと，不安もよぎります．どうしたらいいでしょうか．

正しい動き方・考え方とその 根拠

●できごとを評価してみよう

1) CVライン刺入部の消毒は緊急性が低い

　クリティカルケアな状態の患者は，治療や危機管理のほか，保清などの日常生活援助，感染予防，運動機能低下予防ケアの実施，加えて検温も決まった時間に行われることが多いため，割り込み業務が加わったときは，優先順位を考えてタイムテーブルを切り替える必要があります．

　CVライン刺入部の消毒は，刺入部の感染徴候の観察や感染予防のために必要なケアです．しかし，緊急性は低く，ほかに緊急性の高いできごとが起きた場合や割り込み業務が入ったときには，優先順位も下がります．

　このあとに予定している検温ですが，クリティカルな状態の患者は全身状態が変化しやすく，その変化が生命の危機に直結する可能性が高いため，詳細な変化も見逃さないように短い間隔で実施することが多いです．患者の状態に合わせて間隔を変更することもあります．

2) 気道確保ができないことは生命を脅かす

　検温と，人工呼吸器患者の挿管チューブの固定が剥がれていることでは，どちらが緊急性が高いでしょうか．

　挿管チューブは，患者の気道を確保するために気管に挿入されています．その固定テープが剥がれかけているということは，気道確保ができなくなり，呼吸ができなくなる可能性があります．また，検温時だけではなく，ケアを行いながらも患者の身体的変化をキャッチし，その確認のために客観的な数値での評価確認を行っているでしょう．危険な徴候がみられなければ，検温の時間が数分程度遅れても患者の状態に影響はありません．

●どうすれば，正解？

　緊急性が高く優先順位が高いのは，挿管チューブの固定テープの剥がれかけを直すことです．これを後回しにして当初予定していた業務を優先した場合，患者が不意に動いたとき，もしくは検温やCV消毒のために体位を整えたときに，挿管チューブがあらぬ方向に引っぱら

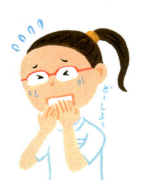

挿管チューブの固定テープが剥がれかけていると，患者が不意に動いたときにチューブが抜けてしまう危険性があります！

第2章 —マンガでわかる動き方 ケアの優先順位—

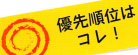

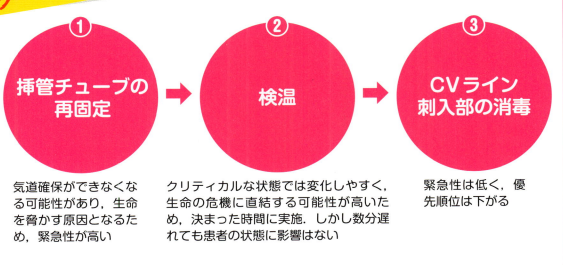

れ，抜けてしまう可能性があります．
　まずは，処置やケアの前に挿管チューブの固定が確実であるか確認します．挿管チューブの計画外抜去や位置がずれてしまうことで，呼吸状態が悪化し，循環動態にまで影響を及ぼすことが考えられます．そのため，挿管チューブの固定を確実に行ってから次の業務を行いましょう．
　CV消毒は定期的な消毒日であり，挿入部が清潔な状態で確実に固定されている場合，緊急性は低いため，先に検温を行うのがよいでしょう．

（髙橋亜由美）

― 関連しておさえておきたい ―

検温の実施時間

　全身状態の把握のため，検温とその記録は重要な業務です．血行動態が不安定な場合は，より詳細なデータを集めてアセスメントし，迅速な対応につなげるために最優先されることもあります．
　しかし，経過から全身状態が安定もしくは改善傾向だとアセスメントできたのであれば，検温実施時間の間隔を空けることもリーダーに相談してみるとよいでしょう．
　このケースのように，挿管チューブの固定が剥がれかけ，なおかつ患者の血行動態が不安定な場合は，リーダーやチームメンバーに声をかけ，挿管チューブの固定と検温を手分けして実施することも必要でしょう．
　もし患者が急変したときには，状態改善が最優先です．固定が不安定なまま多くのスタッフが処置や蘇生に夢中になり，挿管チューブが抜けてしまうのは問題です．固定は不安定と気づいたときにすぐ実施することが，患者の安全を守ることにつながります．

MEMO

第3章

多重課題に強くなる

ケアカンファレンス・シミュレーション

ケアカンファレンス・シミュレーション
カテゴリー

① ケア・処置の優先順位 p.61	② 複数の同業務の優先順位 p.77	③ タイムマネジメント p.87
④ 同時発生多重課題 p.97	⑤ コールへの対応・介助 p.111	⑥ 呼び出し（検査・リハ・手術） p.121
⑦ 入退院・転棟 p.127	⑧ 患者対応・家族への対応 p.133	⑨ アラームへの対応 p.141
⑩ 医師指示への対応・処置介助 p.155	⑪ 急変時多重課題 p.167	⑫ 業務・ケア・治療の優先順位 p.177

第3章 —多重課題に強くなる ケアカンファレンス・シミュレーション—

① ケア・処置の優先順位

Case 11
高齢のAさんに，清拭，陰部洗浄，褥瘡のケアが必要だが，ほかにも業務があるため，可能なら同時に実施したい．

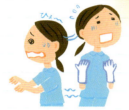

患者Aさんのケア……

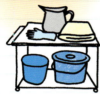

清拭　陰部洗浄　仙骨部の褥瘡処置

……どれから行う？

優先順位のポイントは次ページ

迷いどころや陥りがちな　行動

　清拭，陰部洗浄，仙骨部褥瘡処置といった3つの処置は，新人看護師でも実施できるケアという特徴を持ち，対象の患者は高齢者が多い傾向にあります．また，どの診療科でもこれらのケアが必要な患者は存在しており，臨地実習でも体験する機会があるでしょう．非常に多忙な病棟業務の中で，これらのケアは，時間短縮のために同時に実施したくなるかもしれません．

　迷いどころとしては，清拭，陰部洗浄と同じ流れで褥瘡処置も行っていいか，ということではないでしょうか．しかし，3つのケアの優先順位と状況を考慮して患者に応じた方法を選択することが，結果的に患者の安楽や正確な観察，時間短縮につながるのです．

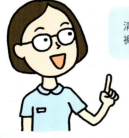

清拭，陰部洗浄と同じ流れで褥瘡処置を行ってもいいの？

正しい動き方・考え方とその　根拠

●できごとを評価してみよう

　清拭と陰部洗浄は，患者の清潔行動に関与したケアです．そして，褥瘡処置は患者の創傷回復を促進させるためのケアといえます．ケアの分類から，この3つのケアは，「清拭と陰部洗浄」「褥瘡処置」という2つに分けられ，ケアの質が違うことがわかります．

　しかしながら，ケアを実施する部位が近いという点から，清拭，陰部洗浄，褥瘡処置の流れで行うことも少なくありません．これは，清潔な部位から汚染が強い部位へ順に清拭を行い，その後に陰部洗浄して，最後に褥瘡処置へ，という順序になります．

　よくある場面として，ケアの優先順位にいちばん大きく関与するのは，便や尿の排泄物で陰部が汚染されているか否かということではないでしょうか．排泄物が確認できた場合は，皮膚への刺激からスキントラブルの原因になるので，早急に除去する必要があります．また，排泄物に含まれる大腸菌が褥瘡部位を汚染し感染する可能性も考えられるので，感染予防の面から，清拭より先に陰部洗浄や褥瘡処置を優先すべきであると考えます．

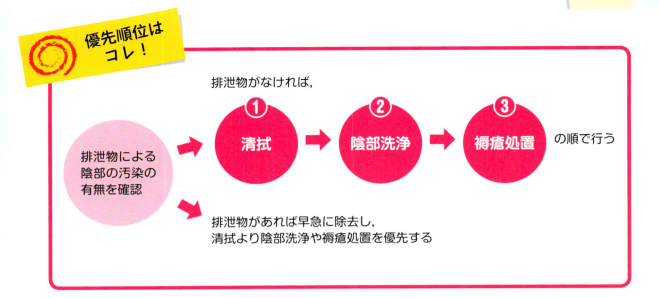

●どうすれば，正解？

　本来は，清潔ケアと創傷処置は分けて実施したほうが，感染予防に理想的です．しかし，仙骨部に褥瘡がある場合は，陰部洗浄時に褥瘡部位が汚染される可能性が高いため，清拭，陰部洗浄，褥瘡処置という順序で行います．その際，実施する看護師は，陰部洗浄後に必ず感染防護具を交換しましょう．

　排泄物が確認された場合は，必ずしもこの順序ではなく，スキントラブルや感染予防の視点でケアの順序を変更させます．

　また，すべてのケアを行うには，十分な時間と人員が必要です．時間がかかれば患者に侵襲を与えることになるので，事前に清拭物品や褥瘡処置に使用するドレッシング材，ガーゼ，洗浄物品などを準備する必要があります．

　仙骨部に褥瘡がある場合は，排泄物で容易に汚染しやすいので，防水加工のあるテープを使用し，殿部の面に沿って貼りつける工夫が必要です．また，側臥位などの体動で患者が疼痛を訴える場合は，短時間で実施する必要があるため，ケアを分割して実施することも考えなければなりません．

（汐崎末子）

関連しておさえておきたい

皮膚の湿潤や汚染を防止するケア

　褥瘡予防の1つとして，皮膚の浸軟を予防するようなスキンケアが有用とされています．このケースの患者Aさんはすでに仙骨部に褥瘡を形成していますが，ほかの好発部位（**図1**）への発生予防を目的としたスキンケアを，清拭・陰部洗浄時に実施すべきです．

　スキンケアは，①陰部洗浄時には，泡立てたボディソープ（石けん），もしくは希釈した洗浄液を使用し，アルカリ性である汗・便・尿の除去をすみやかに行い，オムツを何重にも重ねないようにする，②清拭はバリア機能を低下させないように優しく拭き，撥水性のあるクリームなどで皮膚の乾燥を予防する，③循環を促進する入浴，足浴を実施する，といったポイントがあります．

図1　仰臥位の褥瘡好発部位

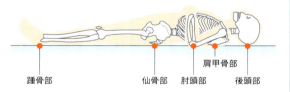

仰臥位の好発部位は，仙骨部，踵，後頭部など．
Gosnell DJ: Assessment and evaluation of pressure sores. Nurs Clin North Am, 22 (2): 399-416, 1987. より引用

　このケースのAさんも，清拭や褥瘡処置を行う際に，新たな褥瘡発生予防のためにスキンケアを行うことが必要となります．

第3章 —多重課題に強くなる ケアカンファレンス・シミュレーション—

①ケア・処置の優先順位

Case 12　日勤はじめの患者情報収集で，ベッド上安静の患者にシーツ交換を行う必要があるが，時間がない中で体重測定もしなくてはならない．シーツ交換を優先するか，体重測定を優先するか？

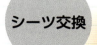

ベッド上安静の患者

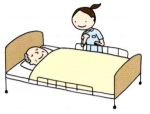

シーツ交換優先？
体重測定優先？

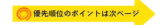
優先順位のポイントは次ページ

迷いどころや陥りがちな 行動

　シーツ交換，体重測定は，どちらも日々の看護業務の中でルーチン化しているケアの1つではないでしょうか．そのため，臨床現場では流れ作業的に行っていることもあるかもしれません．しかし，両方とも一歩間違えると患者へ重大な危険を及ぼしてしまう可能性があります．そのため，ルーチン化されているケアであっても，常に緊張感と時間に余裕を持って行うべきであると念頭に置くことが必要です．

　この2つのケアは，類似する点がいくつかあります．患者のベッド上にある物を移動させておく必要がある，患者に挿入されているルート類の管理をしながら実施する，という点です．類似する点があるということは，連続して実施しやすく，患者への負担を軽減させられる，という利点があります．さらに，患者の移動を伴うことや，複数のスタッフが必要であることも共通点といえるでしょう．

　では，この2つのケアを行う場合，どちらを優先させて行ったらいいか，考えてみましょう．

正しい動き方・考え方とその 根拠

●できごとを評価してみよう

　まず，患者の状態を考えてみましょう．患者は，医師からベッド上安静が指示されています．このような指示が出ているということは，全身状態が安定していないことが予想されるので，患者への侵襲は最小限にすることを心がけることが重要です．

1) 体重測定の目的を考える

　では，体重測定を行う目的を考えましょう．体重測定は，患者の体液バランス評価や栄養評価のために実施されます．とくに，循環器系の重症患者は，単純なIN-OUTバランスだけでなく，体重測定も重ねて行うことが多く，その結果次第では薬剤の調整に影響します．

　そのため，体重測定はいつ行ってもよいというケアではなく，決まった時間に測定を実施するのが理想です．

　さらに，臥床患者の体重測定器具には，スケールベッド，リフト式，ストレッチャースケールなどがありますが，リフト式，ストレッチャースケールは介助人員が複数必要です．決まった時間に複数人のスタッフが必要になるので，ミーティングで予定を組み，人員と物品を確保しておくことが大切です．

2) シーツ交換を行う目的を考える

　シーツ交換を行う目的は，患者の周囲を清潔にすることで感染予防になり，患者の爽快感が得られることにあります．

　シーツ交換自体は，体重測定のように患者の身体評

63

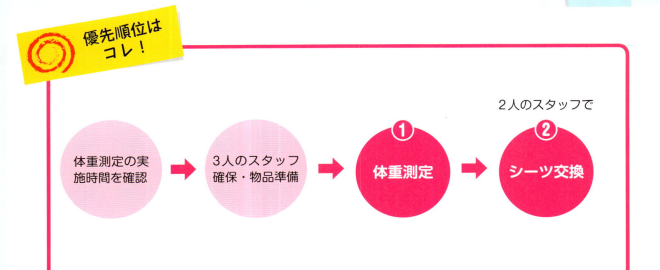

価には関与しないので，人員さえ確保できれば，実施時間に関する制約はありません．しかし，体液や排泄物などでシーツが汚染している場合は，できる限り早く交換する必要があります．

●どうすれば，正解？

1) 体重測定を優先し，その後，複数人でシーツを交換する

この事例では，まず，体重測定の実施時間を確認すること，それから<u>3人のスタッフ確保と物品準備を前提として，体重測定を優先</u>しましょう．

実施の際に，患者が悪寒を訴えた場合や，体重測定に時間がかかりすぎて患者への負担が大きくなってしまった場合，患者の循環動態が変化している場合は，シーツ交換は後に行ったほうがよいでしょう．

患者の表情や訴えの変化がなく，モニタリングからも大きな異常がないと判断できれば，<u>体重測定後に2人のスタッフでシーツ交換を実施します</u>．

2) 役割分担し，事故抜去に注意する

体重測定，シーツ交換ともに，患者のルート管理を十分に行い，事故抜去に注意します．このケースで体重測定を行う場合は，3人のスタッフが関与しますが，それぞれが「患者の観察，モニタリングする係」「ルート管理する係」「器機を動作し測定値を確認する係」というように，個々の役割を明確にすると，観察や行動が偏らずブラインドスポットを減らす効果があるでしょう．

しかし，せん妄を発症している患者では，このケアを行うことが事故のハイリスクとなるので，人員を増員することも考える必要があります．

（汐崎末子）

ケアの際に注意すべきルート管理

安静が必要な患者の多くは，身体に気管チューブや中心静脈カテーテル，ドレーンなどのルート類が挿入されています．そのような状況でも，ケアを行う際の不注意で事故抜去を起こすことがあってはなりません．

このケースで，ストレッチャー式やリフト式体重測定器を使用する場合は，患者の移動範囲が大きくなるので要注意です．このようなときは，まず移動を行う前に患者に挿入されているルートの固定が緩んでいないか確認してみましょう．さらに，胃管や中心静脈カテーテルなど材質が柔らかいルートは，すでに行っている固定に加えて，移動時のみ大きめのテープで患者の衣服に固定しておくと，引っぱってしまったときのワンクッションになります．

ただし，ルート類が患者の体重にプラスされてしまわないように，いざ測定するときは，ルートの重さがかからないように看護師が保持するのを忘れないようにしましょう．

Case 13 モーニングケアのために患者の部屋を巡回中，感染症隔離病室から介助依頼があった．

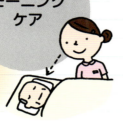

①ケア・処置の優先順位

どちらを優先する？

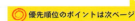
優先順位のポイントは次ページ

迷いどころや陥りがちな 行動

　モーニングケアか感染症隔離病室からの介助依頼か，どちらを優先するか迷います．モーニングケアを決められた時間に順序立てて行うことは，ケアが充実して環境も清潔になり，患者は満足します．

　しかし隔離病室からの介助依頼も，どのような介助が必要で呼ばれているのか，たとえば緊急性の高い事項なのかどうかなどを確認する必要があります．モーニングケアを優先するか，隔離病室からの介助依頼を優先するか，状況判断が求められます．さてどうしましょうか．

正しい動き方・考え方とその 根拠

●できごとを評価してみよう

　モーニングケアは，患者にとって身なりを整え爽快感をもたらす大事な保清ケアの1つです．起床時には，最優先されるケアですね．

　一方，感染症隔離病室がどういう環境か考えてみましょう．感染症隔離病室とは，特別ではなく，肺結核，インフルエンザ，RSウイルスなどでも，罹患患者が多ければ，一部屋に集合していただくこともあると思います．そして，この部屋への入室時には標準予防策を行い，感染拡大予防のためにドアを閉鎖している場合も多いことでしょう．つまり，部屋への入室準備に時間がかかっ

たり，病棟内のほかの対応がしにくくなったりします．では，どのように判断すればよいか考えてみましょう．

　モーニングケアが数分遅くなって困ることは，患者の朝の始まりが遅れることかもしれません．患者によっては，入院期間中も日常生活の時間管理を保持する方も多く，自身で朝から時間の計画を立てているケースもあります．そのような場合，モーニングケアが遅くなると，その後の検温や朝食までの予定が狂うと思うこともあるでしょう．

　では，感染症隔離病室の介助を優先させるのかというと，<u>判断の決め手は，介助内容</u>でしょう．感染症隔離病室には，1人の看護師が入ることが多く，依頼内容としては，不足物を持参してほしい，体位変換をするための力を貸してほしい，などが多いのではないでしょうか．または，緊急事態が起こっている場合もあるでしょう．そのため，安易にどちらか判断せず，介助内容を確認してから，優先順位を判断すればよいですね．

●どうすれば，正解？

　このケースではまず，患者の安全や感染症により生命の危機にかかわることを最優先する必要があり，モーニングケアは生命にかかわることは少ないと考えます．一方，<u>隔離病室からの介助依頼があった場合は，生命維持にかかわる可能性や危険行動，緊急事態が高いと考え，最優先すべき</u>と判断します．

　しかし，モーニングケアの最中であれば，今のケアを終わらせて介助に行くべきか悩みどころです．そのときは，ほかの看護師に余裕があれば，モーニングケアを

優先順位はコレ！

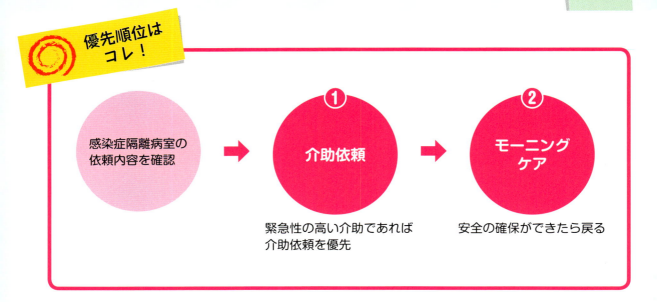

依頼することも考慮します．

隔離病室での介助を終え安全の確保ができた時点で，モーニングケアへ戻ります．

（古味秀美）

関連しておさえておきたい コツ ワザ

モーニングケアに戻ったあとの注意点，優先順位は？

感染症患者の介助へかかわった場合，モーニングケアに限らず，次の処置に移行する前に手洗いを徹底します．

次に，モーニングケアはどこを優先すべきか考える必要があります．たとえば経管栄養中の患者や，すでに起床している患者などを優先するなど，アセスメントをしながら行います．

モーニングケアなどの日常生活援助は，とても重要な看護のひとつです．また，モーニングケア時は患者のそばで看護ケアができ，患者の状態を観察・把握できるチャンスです．しかし，生命に関する出来事や安全が確保できない場合は，そちらのほうが優先順位が高くなります．

このケースでは，隔離病室から介助依頼がありました．この場合，隔離病室の特徴や入院患者の特性などを知っておく必要があります．そのうえで，緊急性が高いのはどちらかを判断し，対応する必要性があります．

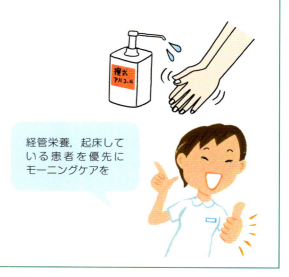

経管栄養，起床している患者を優先にモーニングケアを

第3章 ―多重課題に強くなる ケアカンファレンス・シミュレーション―

Case 14　同室のAさんとBさんのバイタルサイン測定の時間帯に，Bさんの培養採取の指示が出た．

①ケア・処置の優先順位

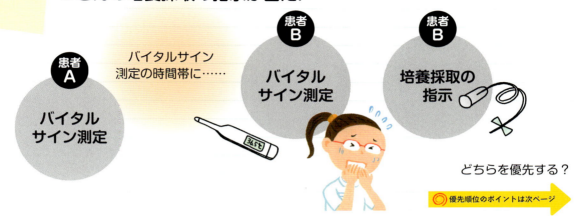

迷いどころや陥りがちな 行動

バイタルサイン測定か培養採取のどちらを優先すべきかで，まず迷うのではないでしょうか？そして，Aさん，Bさん2名の患者のうち，どちらのバイタルサイン測定を優先すべきかを考える必要があります．

培養の内容によっては手技に時間がかかることもあるので，このケースでは，先に医師から依頼された培養採取を行おうとするのではないでしょうか．しかし，バイタルサイン測定の時間にもなっており，患者さんの状態も気になる状況となれば，どちらを優先すればよいでしょうか？

正しい動き方・考え方とその 根拠

● できごとを評価してみよう

1) バイタルサイン測定は生命にかかわることがある

バイタルサイン測定と培養採取ですが，やはり患者の生命にかかわることを優先すべきです．

培養採取も，結果によっては治療方針にかかわるので優先すべきことではあります．しかし，今病室にいる患者のAさん，Bさんはどうでしょうか．もしかすると，状態の変化やあなたへの依頼があり，訪室を待っているかもしれません．また，Aさん，Bさんのバイタルサイン測定のどちらが優先なのかも考慮しなくてはなりません．

2) Aさんの状態を見極めてから決める

Bさんの培養採取があるのであれば，Aさんのバイタルサイン測定を先に行い，時間がかかるであろうBさんのバイタルサイン測定と培養採取をともに行うことも考えられます．

Aさんの状態が落ち着いており，Bさんの培養採取とバイタルサイン測定を先に行えるようであれば，そちらを先に行ってもよいかもしれません．しかし，培養採取は侵襲的なことも多く，その刺激でバイタルサインに影響をきたす可能性もあります．

何度も訪室しBさんの安楽を阻害することは，Bさんにとって苦痛でしかないので，優先順位を考えてバイタルサイン測定・培養採取を行うことが必要だと考えられます．ただし，夜間になると検査受付の時間にも制限がある可能性もあり，早めに採取することが必要となることもあります．

● どうすれば，正解？

このケースでは，まずは培養採取の準備を行い訪室することです．

看護師が行える培養採取には限度があり，血液・咽頭・鼻腔など，時間がかかる培養採取でもスムーズに終われば10分かかることはありません．そのため，訪室した際にまずAさんに声をかけ，一般状態を把握し，必要であれば先にAさんの状況をアセスメントし，対応することが優先すべきことになります．

Bさんに培養採取の指示が出ているのであれば，状態

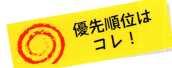

優先順位はコレ！

① 培養採取の準備 → **②** Aさんの状況をアセスメント → **①②** Bさんのバイタルサイン測定と培養採取

- AさんとBさんの部屋に訪室
- Aさんの状態が落ち着いていれば
- 必要があれば先にAさんに対応する
- 培養採取に時間がかかるようであれば，ほかのスタッフに応援要請

に何か変化が生じているのかもしれません．培養の検査結果はすぐには出ないので，その意味では緊急度は低くなります．しかし，培養検査するということは，感染徴候があるので，Bさんのバイタルサインの異常（発熱や熱型）が考えられます．

　もしAさんの状態が落ち着いており，Bさんのバイタルサイン測定や培養採取の後でもよいと判断できれば，治療方針に影響がある培養採取とBさんのバイタルサイン測定を行うことを優先しましょう．培養検査が必要であるBさんの状態には何か変化が起こっている可能性が高く，Bさんの最新の状態を把握してからバイタルサインの変動の影響を考慮し，培養採取を行うこととなります．

　Bさんの培養採取に時間がかかるようであれば，Bさんのバイタルサイン測定を行い，ほかのスタッフに協力を得ることでスムーズに運ぶので，一緒に行うことも考慮します．

（庄田恵子）

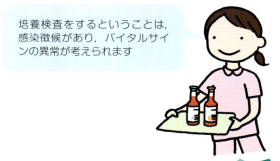

培養検査をするということは，感染徴候があり，バイタルサインの異常が考えられます

関連しておさえておきたい コツ・ワザ

優先順位を決めるための予測と連携

　バイタルサイン測定や培養採取だけでなく，検査や看護処置が重なることも多くあり，どちらを優先すべきかを迷うことがあると思います．治療方針にかかわる検査や処置は最優先されるかもしれませんが，看護師の都合で処置や検査の順番を決めず，患者にとってより苦痛が少ない方法や順番を考慮しなければなりません．

　そのためには，検査部や放射線科など他部門との連携が必要となることもあります．その場で患者の状態を把握し，優先順位を判断する能力も必要となります．そして「この状況で処置が入ったら……」と状況を予測しながら行動することも必要になるかもしれません．

　また，指示された検査や処置が今すぐに必要なのか，可能であれば，医師に検査に予測される処置や検査の時間を聞き，優先順位の再考や1日の行動計画の組み立てを行うことも効果的な方法でしょう．

第3章 —多重課題に強くなる ケアカンファレンス・シミュレーション—

① ケア・処置の優先順位

Case 15

安静度指示が車椅子乗車までの患者からトイレコール．
すこし待たせてしまってから患者を車椅子でトイレへ移動中，
廊下に水がこぼれているのを発見．

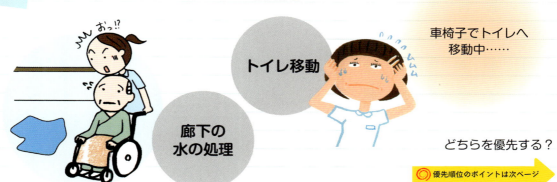

迷いどころや陥りがちな 行動

　回復期の病棟で，リハビリ中で安静度指示が車椅子乗車までの患者から，トイレに行きたいとコールがあります．あなたは，ほかの業務が終わらず患者をコールからすこし待たせたあと，やっとトイレへ移動していたところに，廊下の水を発見します．

　あなたはきっと，患者を待たせてしまったぶん，早くトイレへ連れていきたいと思うでしょう．しかし，廊下の水をそのままにしておくことも危なそうだと思います．「ほかの看護師や看護補助者が来て片づけてくれるかな」「患者をトイレに連れて行って，すぐ戻って水を処理すればいいかな」と考えるかもしれません．

正しい動き方・考え方とその 根拠

●できごとを評価してみよう
1)「車椅子で移動が必要」ということ

　車椅子で移動が必要ということは，病状や治療的に安静が必要か，運動機能に問題がある状態の患者であることが予測されます．排泄動作は，トイレに移動するだけではありません．トイレまで移動し，便座に後ろ向きに立ち，衣服をずらし，座面に座り排泄となります．もし患者の運動機能や一連の動作により心負荷や呼吸状態が悪化する場合は，この動作も介助する必要があり，

そのぶん時間がかかります．

2)「廊下にこぼれた水」は転倒リスク

　もし，あなたが患者をトイレまで連れて行ってから廊下の水を処理しようとした場合，患者の排泄介助を行っている間廊下の水はそのままになり，歩行患者が滑って転倒するかもしれません．水は透明で，遠くからはわかりづらいです．そして病棟入院患者の多くは高齢者です．視力低下や運動機能低下，認知機能低下と転倒リスクを多く備えています．そこに環境要因が加わることで，転倒リスクが増大します．

　廊下の水は，大きな環境要因のリスクです．すぐに処理する必要があります．

●どうすれば，正解？
1) 水の処理を優先

　すぐ側に洗面台などがあり紙や布巾を用意できるのであれば，患者に説明し，先に水を処理しましょう．すぐ側に処理するための紙や布巾などがない場合は，その場を離れずにスタッフを呼んで処理を依頼しましょう．看護補助者や清掃スタッフでもよいです．その場を離れないほうがよいのは，車椅子の患者を放置してはならないのは当然として，あなたが離れている間に誰かが廊下を通るかもしれないからです．

2) トイレ移動の患者に待ってもらう場合

　もしスタッフが手を離せない状況の場合は，その場で患者にすこし待っていただけるかを尋ねてみましょう．その際は，具体的な時間も伝えます．おおよその時間がわかるだけで，患者は快く受け入れてくれることが

69

優先順位はコレ！

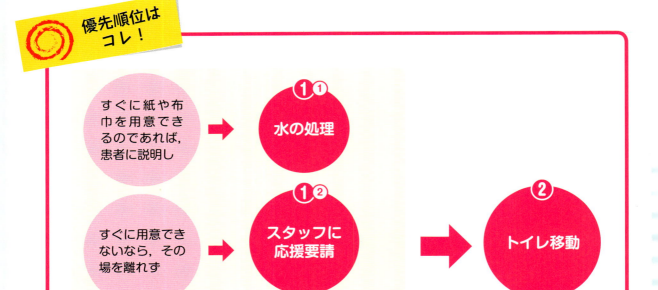

患者にすこし待っていただけるか尋ね、具体的な時間も伝える

多いと思います．水の処理にかかる時間は、病棟の広さや水のこぼれている場所によりますが、5分程度で終えられるのではないでしょうか．近くの洗面台やナースステーションに行き、拭き取るための紙や布巾を持ってきます．

大事なのは、こぼれた水をそのままにしないことです．転倒予防は、今や病院組織の大きな課題です．病棟スタッフ全体で意識して対応していくことが大切です．

（髙橋亜由美）

― 関連しておさえておきたい

排泄頻度の把握と排泄誘導

トイレコール時は、患者をなるべく待たせたくないですね．もし失禁させてしまったら、患者の自尊心も傷つけ、自信もなくすことにつながります．

このケースのようなことがあった場合、患者の排泄のタイミングが逼迫していたら、待ってもらうことはむずかしくなるでしょう．このようなことを避けるためにも、患者の排泄の頻度を把握し、トイレ誘導を定期的に行うとよいでしょう．これにより、業務とコール対応の重なりも減らすことができ、患者を待たせることも少なくなり、業務が円滑に行えるようになるでしょう．

Case 16 カフ上部吸引ポート付きの気管チューブを使用している患者の吸引を行う順番は，どうすればいい？

① ケア・処置の優先順位

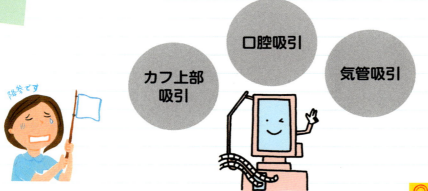

どれを優先して行う？

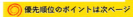
優先順位のポイントは次ページ

迷いどころや陥りがちな 行動

　看護師が行うケアのなかで，気管吸引は患者にとっていちばん侵襲を与える処置といっても過言ではありません．とくに，気管チューブから吸引することは，手技も覚えなければなりませんし，緊張もしますね．みなさんは，人工呼吸器装着中の患者の吸引を行うときには，真っ先に気管チューブからの吸引を行っていませんか？
　吸引する部位は，口腔・鼻腔・カフ上部・気管チューブと多数あります．また，これらの吸引には，実は優先順位があるのです．

正しい動き方・考え方とその 根拠

●できごとを評価してみよう

　人工呼吸器装着患者は，気管チューブという異物が挿入されていることで，気管内の分泌物が多くなります．しかし，患者が自力で気管分泌物を喀出することは困難です．そこで，吸引により，気管分泌物を除去します．

●どうすれば，正解？

1) 気管分泌物の垂れ込みを予防する

　人工呼吸器装着患者は，気道は確保されていますが，気管チューブが挿入されていることで，気管に分泌物が存在したときにはダイレクトに肺に入ってしまう状態でもあります．挿管により気管分泌物が直接入る「垂れ込み」(図1)という状態となることで，人工呼吸器関

図1　カフ上部の分泌物

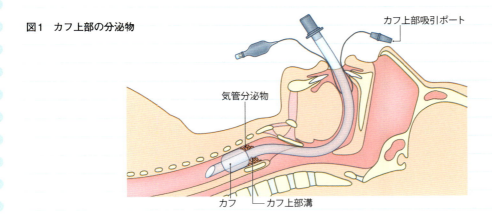

優先順位はコレ！

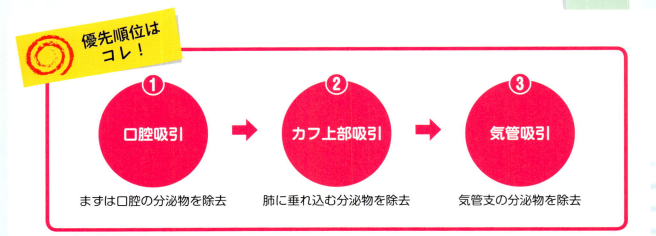

① 口腔吸引 → ② カフ上部吸引 → ③ 気管吸引

まずは口腔の分泌物を除去　　肺に垂れ込む分泌物を除去　　気管支の分泌物を除去

連肺炎（VAP）になってしまう可能性があります．VAP予防には，垂れ込みを最小限にすることが大切です．

2) 垂れ込みを最小限にする吸引の方法は？

人工呼吸器による管理中は，唾液・鼻汁も自力で出すことは困難です．この唾液・鼻汁は気管チューブを伝って気管に入ります．

気管チューブにはカフがあるため，カフの上部にこれらの分泌物が溜まりますが，カフ圧は常に一定ではありません．もし気管吸引をいちばんに行うと，吸引刺激で患者は咳嗽反射が起き，カフ上部に溜まっていた分泌物がカフの隙間を通って肺に入ってしまいます．

気管分泌物の垂れ込みを防ぐためには，まず口腔の分泌物を除去します．口腔吸引だけで取り切れない場合には，鼻腔吸引を行います．これにより，カフ上部への分泌物の流入を軽減できます．

次に，カフ上部吸引を行います．これで垂れ込む分泌物は除去されました．最後に，いよいよ気管吸引を行い，気管支の分泌物を除去します．以上が吸引の手順です．

3) 気管チューブから分泌物が吹きだす場合は気管吸引を

絶対に口腔吸引，カフ上部吸引，気管吸引の順番で吸引しなければいけないわけではありません．気管チューブから分泌物が吹きだすような場合には，気管の分泌物をまず吸引しましょう．

吸引を行う場合は，気管分泌物の垂れ込みを予防し，確実に気道の分泌物を除去することが大切です．

（小澤康子）

引用・参考文献
1) 日本呼吸療法医学会気管吸引ガイドライン改訂ワーキング・グループ：気管吸引ガイドライン2013（成人で人工気道を有する患者のための）．人工呼吸，30(1)：75-91，2013．http://square.umin.ac.jp/jrcm/pdf/kikanguideline2013.pdf（2015年7月閲覧）

関連しておさえておきたい　コツワザ

カフ圧管理と調整のタイミング

口腔・鼻腔の分泌物は，カフ上部に溜まります．これら気管分泌物の垂れ込みを予防するために大切なのが，カフ圧の管理です．カフ圧は，カフ圧計を使用して管理します（図2）．

単にカフ圧を高くすればいいということではありません．カフ圧が35cmH$_2$O以上になると，気管粘膜の血流が障害されてしまいます．また，20cmH$_2$O以下になると，確実に分泌物が垂れ込んでしまいます．そのため，カフ圧は20〜35cmH$_2$Oに調節します．

カフ圧を調整するタイミングは，時間で行うのではなく，口腔ケアで唾液や洗口液などが垂れ込む可能性がある場合や，体位変換などで気管チューブが動く可能性がある場合，人工呼吸器のリーク量が増大しているときなどに行います．あまり頻繁にカフ圧を測定することは，逆に垂れ込みを多くしてしまう場合があります．

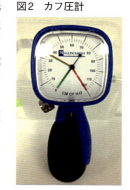

図2　カフ圧計

VAP：ventilator associated pneumonia，人工呼吸器関連肺炎

Case 17 外科病棟で受け持ち患者の排尿，ドレーンの排液を片づける時間と手術後のAさんのIN-OUTバランスをチェックする時間が同じ．

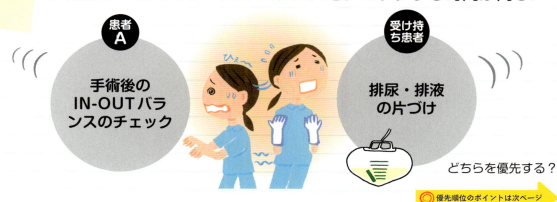

迷いどころや陥りがちな 行動

外科病棟では，手術後ドレーンや点滴が多数挿入されている患者が多いですね．手術後は，各ドレーンの量，排液の性状，創部の観察など，ドレーンに関する観察項目は多岐にわたります．そのため，感染に留意しながら排尿やドレーンの排液を片づけるのは，時間がかかります．看護師はほかにも多くの業務を抱えていますし，受け持ち患者は1人ではありません．

おそらく，このような状況では，"行わなくてはならない業務を先に済ませたい，優先したい"と考える気持ちが先立ち，排尿やドレーンの排液を片づけたい，と考えがちではないでしょうか？

正しい動き方・考え方とその 根拠

●できごとを評価してみよう

ドレーン排液の量，性状などの観察は，術後出血の早期発見にもつながるので，重要な情報です．手術部位によりますが，手術後の排尿の量や性状も，即応する必要がある場合も少なくありません．

しかし，排尿や排液の片づけはどうでしょう．感染管理の面からも非常に重要なことではありますが，今すぐ対応しないと治療や生命予後に影響を及ぼすかというと，そうではなく，時間的猶予がある状況です．

では，水分出納バランスのチェックはどうでしょう．手術後のクリティカルな状況にある患者の水分出納の把握は，非常に重要です．水分出納バランスの結果に伴い，医師からの指示がある場合には適切な対応が求められますし，指示がない場合にも看護師が適切な臨床判断を行い，能動的に医師に報告することが必要です．

●どうすれば，正解？

1) 異常の早期発見のために水分出納バランスをチェック

このケースでは，<u>まず水分出納バランスをチェックすることを優先すべき</u>と考えます．水分出納バランスの結果に伴い，医師からの指示が出されている場合には，その範囲内であるか否かを確認し，しかるべき処置の迅速な実施が求められるためです．

前述のように，医師の指示がない場合でも，看護師の適切な臨床判断により，異常の早期発見が可能となります．この処置と判断が遅れることにより，身体内の循環動態が変動する可能性や，体内の電解質バランスが崩れることも否定できません．よって，Aさんの水分出納バランスをチェックした後に，受け持ち患者の排尿や各種ドレーンの排液を片づけるべきと考えます．

また，手術後の患者を受け持つ場合には，事前に水分出納バランスに伴う指示があるかを確認しておきます．

2) 排尿やドレーンの排液の片づけは余裕をもって行う

仮に，水分出納バランスに伴う指示がなく，Aさんの

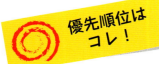

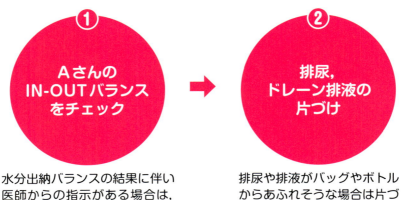

状態が安定しており，かつ，排尿や排液がバッグや排液ボトルからあふれそうな場合には，排尿や各種ドレーンの排液を片づけることを優先することもあると思います．とくに，陰圧がかかっているトラカールやJ-VAC®などのドレーンバッグの場合，排液が満杯になることで適切な陰圧がかからない事態に陥ります．また，バッグから排液があふれ，感染の拡大が起こることも懸念されます．

今日，スタンダードプリコーションの遵守が求められており，排尿やドレーンの排液の片づけにも時間がかかるのは十分に予想されることです．受け持ち患者も複数のため，結果として多くの時間を割かなくてはならないでしょう．

このことから，排尿，ドレーンの排液を片づける時間は余裕をもって適切に行わなければならず，タイムマネジメントが重要と考えます．

（牧野夏子，横山麻美）

関連しておさえておきたい コツ ワザ

侵襲に伴う生体変化を考慮し水分出納バランスをチェック

水分出納バランスとは，「患者の身体に入った水分である水分摂取量（Intake）と，出た水分である水分排泄量（Out-put）のバランス」をいいます．Intakeは，食事，飲水，輸液や輸血などに加え，体内の代謝による水分である代謝水があります．Out-putは，尿，便，ドレーンなどの排液，発汗や不感蒸泄が含まれます．

水分出納バランスは，循環動態に影響を与えるため継続的なモニタリングが必要です．とくに，手術などの侵襲が加わった際は，血管壁の破壊や血管透過性の亢進が生じ，細胞外液（血漿や間質液）がサードスペースに滲みだします．サードスペースとは，滲みだした細胞外液が貯留する領域のことで，組織の浮腫や腹腔内などさまざまな状態で存在します．

サードスペースに細胞外液が移動すると細胞外液が減少し，血管内は脱水状態になるため輸液が必要になります．サードスペースに存在した体液は，侵襲を受けてから48時間～1週間ほどで血管内に戻る（リフィリング）ため，この時期は循環血液量が増え尿量が増加します．

このように，侵襲に伴う生体変化を考えながら，水分出納バランスをチェックすることが重要です．

Case 18

夜勤時，術後観察を1〜2時間おきに行わなければならないときに，別の患者が亡くなった．死後硬直も始まってしまう．

①ケア・処置の優先順位

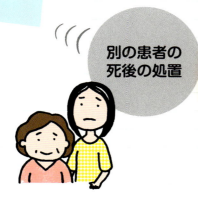
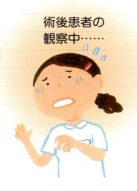
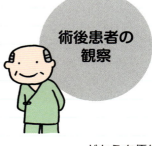

どちらを優先する？

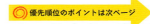
優先順位のポイントは次ページ

迷いどころや陥りがちな 行動

　夜勤帯は，看護師の人数も少なく，1人で何人もの患者を受け持ちます．このケースのように，手術直後で頻繁に観察をしなければいけない患者と，死を迎える患者を受け持つことも少なくありません．どちらの患者も大切ですが，2人同時に看ることは困難ですね．

　しかし，夜間帯は先輩看護師も忙しいことが多く，頼みにくい状況もあると思います．なんとか自分でできることを行わなければなりません．

正しい動き方・考え方とその 根拠

●できごとを評価してみよう

　この場合，亡くなった患者の処置も大切ですが，生命にかかわることが優先されるべきでしょう．

　術後の患者を1〜2時間おきに観察しているのには理由があります．術後は血圧の変化や呼吸状態の変化，疼痛の出現，術後出血，尿量の低下など，急激に身体の変化をきたす可能性があります．そのため，1〜2時間といわず，患者の状態に合わせてさらに頻繁に観察をする場合もあります．

　しかし，術後の観察が大切だからといって，亡くなった患者を放置してよいわけではありません．患者は人生の最期を迎え，その人として大切にされなければなりませんし，ご家族は大切な人を失い精神的に危機状態となっています．ご家族がよい最期を迎えられたと感じられるような環境をつくることも大切です．

●どうすれば，正解？

　私たちは，まず患者の生命にかかわることを優先する必要があります．この場合は，まず術後の観察を行います．その患者の術式による観察で絶対におさえておかなければならない観察を行い，異常があれば医師に報告したり，指示に従って予測指示を使用します．もし，異常がなく，すこし患者のベッドサイドを離れることができると確認できたら，亡くなった患者の処置を行います．

　術後の患者のベッドサイドを離れることができない

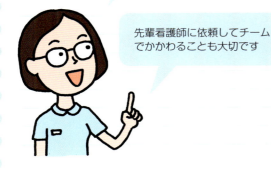

まずは生命にかかわることを優先

先輩看護師に依頼してチームでかかわることも大切です

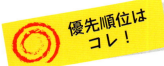

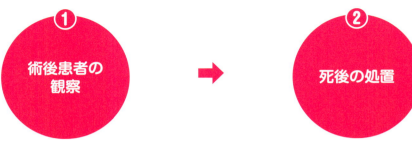

① 術後患者の観察	→	② 死後の処置
観察を行い，異常があれば医師に報告したり，指示に従って処置する		術後患者に異常がなく，患者のベッドサイドを離れることができるようなら死後の処置を行う

場合には，亡くなった患者のベッドサイドの環境整備をし，患者の容姿を整え，処置までご家族とのお別れの時間を設けるのもよいでしょう．処置まで時間がかかる場合には，「〇分後に伺います」など，具体的な時間を伝えることでご家族も安心できると思います．

亡くなった患者の処置にはある程度時間がかかります．その間，術後患者のベッドサイドを離れるので，可能であれば，死後の処置中も術後の患者のモニタがみられるように設定すると，離れていても術後患者の状態が把握できます．

しかし，すべてを自分1人で行わなければならないというわけではありません．アラームが鳴った場合には声をかけてもらう，処置を交代してもらうなど，先輩看護師に依頼することも大切です．

（小澤康子）

引用・参考文献
1) 伊藤茂：" 死後の処置" に活かす ご遺体の変化と管理．照林社，2009．

関連しておさえておきたい コツ ワザ

ご遺体をきれいに保つために

患者はご遺体へ変わると，死後硬直など身体の変化がすぐに始まります．死後硬直は顎関節の硬直から始まり，上肢硬直，下肢硬直へと変化します．患者の顔貌の変化は，患者ご自身はもちろん，ご家族にとって非常にショックな状況です．患者が生前と変わらない，安らかな状態でお帰りいただけることが死後の処置としては大切です．

死後の処置までに時間が経ってしまうと，死後硬直が始まるので，まず口腔ケアを行い，その後に「下顎固定」を行います．また，死後硬直の直前に筋肉の弛緩が起こり顔の扁平化が生じ，口が開きやすくなる状態にもなるので，顔の両側にクッションを当てて扁平化を防ぐなどの工夫もよいでしょう[1]．

さらに，高体温の患者や敗血症の患者は亡くなったときの体温が高いため，腐敗が進行してしまいます．これらの患者では，とくに亡くなった直後から身体を冷やしたり，室温を下げるなど，体温を下げるようなケアを行うとよいでしょう．このケースのように患者の処置をすぐに行えない場合は，上記の処置だけでも先に行っておくことで，患者はきれいな状態でお帰りいただけるでしょう．

第3章 —多重課題に強くなる ケアカンファレンス・シミュレーション—

② 複数の同業務の優先順位

Case 19　検査が予定されている感染症のあるAさんの清拭と他の患者の清拭の予定がある．

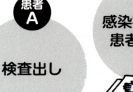
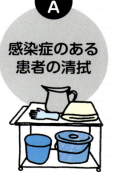
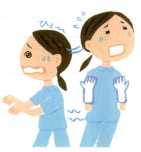

どちらを優先する？

 優先順位のポイントは次ページ

迷いどころや陥りがちな 行動

　感染症のある患者の対応は，水平感染の懸念から"清拭や処置は最後に"という考えがあると思いますし，間違っていません．また，清拭は午前中にしなければならないという固定概念はないでしょうか？
　このような理由から，優先順位の決定に困ってしまうときがあります．また，検査といっても，侵襲度の高い検査なのかそうでないのかによって，患者の疲労度も配慮する必要があります．
　では，どのように優先順位を判断するのか，考えてみましょう．

正しい動き方・考え方とその 根拠

● できごとを評価してみよう

　まず，今回の判断を複雑にしているのは，「検査がある」ということと，「感染症」ということですね．ではまず，検査のことから考えてみましょう．

1)「検査があること」をどう判断するか

　検査はほかの患者も合わせた予約時間のなかで実施しているので，この時間を変更することは困難でしょう．よって，<u>検査が何時から開始になるのか確認し，時間的に清拭をしてから検査に行けるのか，検査後に清拭となるのかを考えます</u>．
　また，前述したように，侵襲度の高い検査であれば，患者の疲労度をふまえ，全身清拭ではなく部分清拭に切り替えるなどの必要があるかもしれません．

2)「感染症があること」をどう判断するか

　次に，感染症について考えます．<u>感染症患者であっても，ほかの患者同様，標準予防策を実施して清拭することには変わりありません</u>．変わるとすれば，血液感染なのか創部感染なのか尿路感染なのかによって，衣類やタオルの処理が変わることでしょうか．ほかの患者への感染を考慮して，感染症患者の処置は最後にという考え

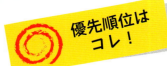

優先順位はコレ！

感染症のある患者の検査時間と検査の侵襲度，それに伴う患者の疲労度を確認

清拭を実施しても検査に間に合うようであれば
→ ① 他の患者とともに清拭 → ② Aさんの検査

感染症のある患者の清拭であっても，必ずしも最後でなくてもよい

間に合わない場合
→ ① Aさんの検査 → ② 他の患者とともに清拭

もありますが，時間をずらすことのできない検査や処置がある場合は，水平感染に十分気をつけて対応します．

● どうすれば，正解？

まず，検査が何時から開始なのか確認します．オンコールやタイムフリーといって，前の検査が終わり次第開始する検査もありますので，時間が読めない場合もあります．この場合は，先輩やリーダーに相談してみてもよいでしょう．

そして，検査の侵襲度が低く，かつ清拭を実施しても検査に間に合う場合は，第一優先で清拭を行います．

清拭をしていると検査に間に合わない場合は，検査後に清拭をするようにします．

手術や画像診断など，多部署の患者を受け入れている部署では，1人の患者の入室遅れが他の多くの患者の手術や検査を遅らせてしまいます．指定された時間に安全に送り出すことも安心を提供するケアの1つです．

繰り返しますが，感染症であっても，標準予防策を実施して清拭することは，ほかの患者と変わりありません．このケースの場合は，検査に間に合うように，そして患者の疲労度を考慮することを第一優先としましょう．

(藤野智子)

関連しておさえておきたい

清拭は必ず午前中にしなければならない？

検査によっては，身体に消毒薬が付着していたり，ずっと臥床していることで腰痛を訴える場合もあります．患者の疲労度によりますが，検査後に温かいタオルで清拭することは，爽快感につながります．長時間の臥床による腰痛を訴える場合は，清拭しながらタオルで温罨法をするのも1つのケアになります．

清拭は午前中に実施しなければならないといった部署の風潮はありませんか？通常実施している業務の流れを変えるのは少し大変ですが，清拭を午前中にしなければならないという決まりはありません．

Case 20 下痢の患者のオムツ交換と，ほかの患者のオムツ交換，同時にオムツ交換が必要になった．

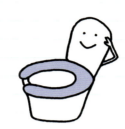

どちらを優先する？

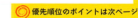
優先順位のポイントは次ページ

②複数の同業務の優先順位

迷いどころや陥りがちな 行動

患者が排泄したタイミングごとにオムツ交換を実施している場合は，このような優先順位の判断はないかもしれません．しかし，体位変換などと合わせて，定時で排泄を確認し行っている場合もあると思います．

このように，同時にオムツ交換をする状況となった場合，多くは部屋の手前のベッドにいる患者が距離的に近いため，その方から順番通りに……としていませんか？また，「早く変えて」という患者の声を優先することは大事なことですが，それに加えて，看護師として配慮する点はないでしょうか．

正しい動き方・考え方とその 根拠

●できごとを評価してみよう

オムツ排泄の患者は，排泄による不快感や羞恥心などを抱えています．また，排泄物の刺激による皮膚トラブルの懸念もありますし，ときに不快感からオムツを破いてしまったり，排泄物を触ったりする患者もいます．このようなことからも，早々に交換する必要がありますね．

このケースでは，下痢をしている患者と他患者です．下痢の原因として考えられるのは，消化管の栄養吸収状態が不良な場合だけでなく，ウイルスや細菌感染ということも大いにありえます．最近ではクロストリジウム・ディフィシル（CD）感染も注目されており，医療者による水平感染には十分な注意が必要です．

●どうすれば，正解？

下痢の患者では皮膚トラブルが懸念されますが，上記の理由から，このケースでは下痢をしていない患者から先に交換しましょう．もし，ほかのスタッフとともに同時に交換できるようであれば，依頼しても問題ありませんが，下痢の患者のオムツ交換をしている間は，他のナースコールなどの対応はしないようにしてください．

また，いずれの場合でも，アイプロテクト，手袋，エプロン，マスクなどによる標準予防策を実施したうえでオムツ交換を行います（表1，2）．下痢をしている患者も，そうでない患者も，排泄物には多くの菌が含まれています．排泄後のオムツ，使用したエプロン，手袋などは，ベッドサイドでビニール袋に入れ，廊下などほかの場所に菌をばらまかないようにしましょう．手袋を外す際は，汚染された面に触れないよう，手首の部分を折り返して外します．

（藤野智子）

CD：*clostridium difficile*，クロストリジウム・ディフィシル

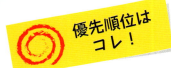

優先順位はコレ！

医療者による水平感染に十分注意して

① **下痢をしていない患者のオムツ交換** → ② **下痢の患者のオムツ交換**

いずれの場合でも標準予防策を実施したうえでオムツ交換を行う

その間ナースコールなどの対応はしない

表1 標準予防策が必要な場面

1. 血液・体液への接触のおそれがあるとき（例：採血，気管吸引，オムツ交換など）
2. 汚染環境の汚染除去（例：患者周囲，床面）
3. 使用済みリネンの取り扱い，ベッドメイキング
4. 感染性廃棄物の処理
5. 使用後の医療器具の除染（洗浄，消毒，滅菌）
6. 鋭利物品の安全な廃棄と使用
7. 受傷後の応急処置

標準予防策

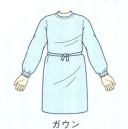
ガウン

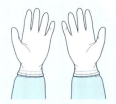
手袋

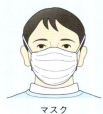
マスク

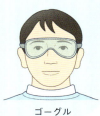
ゴーグル

表2 個人防護具の選択

取り扱う生体物質	汚染される場所	使用される個人防護具
・血液 ・排泄物（尿，便） ・分泌物（痰，膿） ・損傷のある皮膚，粘膜	手指	手袋
	体幹・衣服	ガウン／エプロン
	目，鼻，口の粘膜	マスク，フェイスシールド／ゴーグル

関連しておさえておきたい コツ・ワザ

手袋を重ねてつけるWグローブという方法

　手袋を2枚重ねてつけるWグローブは，手袋の穿孔やピンホールによる感染率を低下させ，手術中の術者に有効であるといわれています[1]．

　オムツ交換の際に，看護師の感染率を低下させるか否かは言及されていませんが，手袋の穿孔やピンホールなどのリスクからは保護されるかもしれません．また，オムツ交換で直接患者に触れた手袋を外した後，周囲の片づけをする場合にもすぐに対応できるため，作業効率を考えてもよい方法だと思います．

引用・参考文献

1) Alexander JW, Solomkin JS, Edwards MJ.：Updated recommendations for control of surgical site infections. Ann surg, 253(6)：1082-1093, 2011.

第3章 ―多重課題に強くなる ケアカンファレンス・シミュレーション―

Case 21
シーツ交換を行う4人部屋．車椅子移動が必要な患者が2名，ベッド上生活の患者が1名，転倒の危険性が高い歩行器使用患者が1名いる．

車椅子患者のシーツ交換　　ベッド上患者のシーツ交換　　歩行器使用患者のシーツ交換

どの患者から移動介助を行ってシーツ交換を行う？

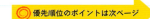優先順位のポイントは次ページ

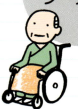

②複数の同業務の優先順位

迷いどころや陥りがちな 行動

　シーツ交換時は，患者にベッドから一時移動してもらわなければなりませんね．自分で移動できる患者であればよいですが，車椅子や歩行器を使用しなければならない患者の場合は，まず移動の介助が必要となります．ここでは，4名のいずれの患者も介助が必要になった場合の優先順位を考えてみましょう．ケースの詳細を表1に示します．

表1　事例：4名の患者のシーツ交換で，皆それぞれに介助が必要！

　4名の患者は，いずれも自分1人で移動はできず，看護師の介助や見守りが必要な患者です．シーツ交換をするために，移動が可能な患者を室外に誘導することとしました．患者にシーツ交換をすること，シーツ交換の間，室外の待機場所で待っていていただくことを説明しました．また，車椅子移乗に介助が必要な患者の介助を始めました．

　すると，歩行器使用患者が1人で立ち上がったため，1人で移動できると思いこみ，室外待機場所を伝えました．車椅子移乗の介助を2名終えたところ，別の看護師から歩行器使用の患者が転倒しそうになっていたことを伝えられました．歩行器使用患者は，転倒の危険性が高い患者であり，移動には看護師の見守りが必要な患者でした．

　このような場合，どのような順番・どのような方法でシーツ交換を進めればよいでしょうか．

正しい動き方・考え方とその 根拠

●できごとを評価してみよう

1) 安全に移動できるか情報を収集する

　シーツ交換をしている間は，埃など室内環境を整えるために，換気をしながら行います．可能であれば，すべての患者に室外に移動してもらい実施することが望ましいでしょう．しかしこのケースでは，いずれも1人で移動することができない患者です．シーツ交換を実施する際には，換気と患者の移動をどのように工夫するとよいかを考える必要があります．

　4名の患者はそれぞれ1人で移動することができないので，一度にすべての患者に室外で待機してもらうことがむずかしいです．看護師の人員確保ができないときは，1名ずつ移動をしてもらい，そのつどシーツ交換をする必要があります．

　そこで，安全に患者を移動させるという視点で評価を行います．移動や移乗が自立しているのかどうか，見守りが必要か，看護師の介助が必要かという情報から，安全な移動をするために必要な情報を収集します．

2) 介助の程度を考える

　歩行器使用患者は，歩行器を使用すれば自力で移動が可能であると考えられるので，見守りが必要であっても最小限の介助で移動することができます．

　車椅子移動が必要な患者は，移乗や運転が自立しているのかにより介助の程度は異なります．見守りをすることで車椅子に移乗できるのか，看護師の介助が必要か，看護師の人員は複数人必要かという視点で評価を行います．

　ベッド上生活の患者は，安静度がベッド上と考えら

優先順位はコレ！

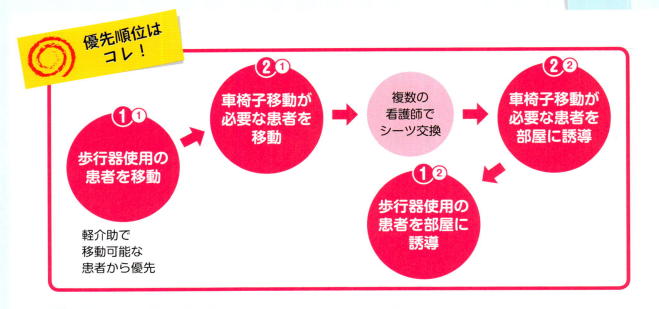

れるため，検査等でベッドを離れることがなければ，臥床した状態でシーツ交換をすることになるでしょう．臥床している患者のシーツ交換は安全・安楽に行うことが重要なので，看護師は複数人必要となります．

よって介助の程度は，歩行器使用の患者，車椅子移動の患者，ベッド上で生活をしている患者の順になります．

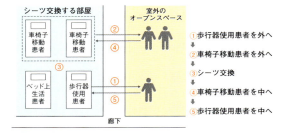

●どうすれば，正解？

基本的看護技術であるシーツ交換と患者移動という2つの視点で考える必要があります．ベッド上生活をしている患者が同室の場合は，部屋の換気をしながら，歩行器使用の患者と車椅子移動が必要な患者が室外に移動した後，複数の看護師でシーツ交換を実施することが望ましいと考えられます．

確保できた看護師の人数が少なければ，介助の程度を考慮した移動を選択します．より軽介助で移動可能な患者からシーツ交換実施時の患者待機場所に案内し，安全に過ごせるように環境を整えましょう．

シーツ交換後は，車椅子移動が必要な患者，歩行器使用の患者の順に部屋に誘導します．患者の認知状況や性格傾向，全身状態によっても移動の順番は異なりますが，そのつど安全な移動という視点で考えることが重要です．

（川端和美）

関連しておさえておきたい

安静が必要な患者の移動

患者がなぜその安静を必要としているのか，理由を把握する必要があります．運動制限があるのか，行動制限があるのかによって対処法が異なります．

たとえば，筋・骨格系の損傷または疾患で安静が必要な患者では，ベッド上で良肢位を保持し，神経障害の合併を予防することが治療となり，回復の促進につながります．一方，行動制限がある患者は，筋・骨格系に問題は抱えていませんが，行動するという

身体負荷により，心負荷や呼吸負荷，臓器血流の低下などにつながる可能性が考えられます．

いずれの場合も，ベッド上安静を必要としていることには変わりませんが，看護の視点が変わりますのでおさえておきたいポイントです．安全に移動を行うためには，運動や行動を制限している理由の把握と，より安全な方策の検討が大事になります．

第3章 —多重課題に強くなる ケアカンファレンス・シミュレーション—

Case 22 静脈留置針を留置済みのAさんの補液準備をしようとしたところ，Bさんの抗菌薬投与が必要となった．

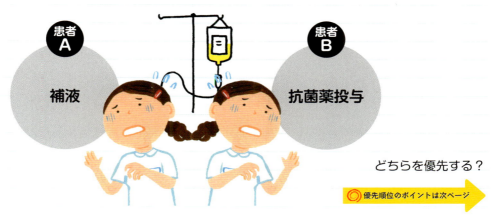

どちらを優先する？

優先順位のポイントは次ページ

②複数の同業務の優先順位

迷いどころや陥りがちな 行動

　補液の必要な患者は静脈留置針を留置済み，抗菌薬投与の必要な患者は新たに静脈留置針の留置が必要であるケースを考えてみましょう．

　静脈留置針が留置済みである患者に補液をつなげるほうが簡単で，短時間に終えることができるため，優先的に点滴を行うことにしました．これだけでは，この行動はよかったのか，悪かったのか判断がむずかしいかもしれません．

　このように点滴治療の目的を含めた患者の状況で優先順位を考えていないことは問題です．たとえ補液患者を先にするほうがよかったとしても，それは結果論です．自分の都合だけで業務を考えず，患者の状態をアセスメントすることを忘れてはいけません．

　逆に，静脈留置針の留置という手技が必要な患者のほうに時間がかかるため，先にやるという考え方にも同様のことがいえます．

正しい動き方・考え方とその 根拠

●できごとを評価してみよう

　最初にすべきことは，点滴治療が必要な2人の患者において，補液および抗菌薬投与をどのような目的で実施するかということを考えることです．補液が必要な患者といっても，なんらかの理由で脱水となった場合，食事や水分摂取が困難となった場合など，その理由はさまざまです．

1) 補液が必要な理由を考える

　なぜこのような理由を考えなければならないのでしょうか．それは，補液が必要である理由により，補液を急いで投与しなければならないのか優先順位が変わるためです．

　なんらかの理由で経口摂取が困難となり，維持輸液が必要な状態であれば，それほど急ぐ必要はなく時間的に余裕があります．しかし，脱水となり頻脈や血圧に影響が出ているような状況であれば，可及的すみやかに補液を投与する必要があります．

　このように，補液を投与する理由によって，急がなければならないのか，後回しにしても問題ないのかという状況が変わってきます．補液投与という治療をなぜこの患者に実施するのかという治療方針に加え，患者の身体的状況を適切にアセスメントしておくことが優先順位を決めることに役立つのです．

2) 抗菌薬投与を急ぐ理由を考える

　抗菌薬を投与する理由は，なんらかの感染があるためです．時間的に急ぐ必要があるでしょうか．

　一般的には，すこしくらい遅れても支障はないことが多いと思われます．しかし，時間を意識しなくてはならない状況も存在します．それは，血中濃度のモニタリングが必要な薬剤であること，敗血症が疑われ可及的すみやかに抗菌薬投与が必要な場合などです．

　前者の場合，抗菌薬の投与開始時間と何分で投与す

83

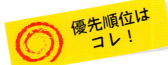

優先順位はコレ！

① 補液の必要な患者 → **② 抗菌薬投与の必要な患者**

頻脈や血圧低下に対する補液は優先度が高い

ただし敗血症などの場合は抗菌薬投与を急ぐこともある

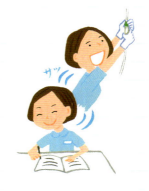

るのかを意識しなければなりません．このケースでは，静脈留置針の留置も必要なので，自分が留置に要する時間を含め，患者要因（留置が困難か，検査予定，排泄など）も考えなくてはなりません．

後者では，感染が疑われてから1時間以内に抗菌薬を投与することが推奨されているので，静脈留置針の留置，抗菌薬の投与をすみやかに実施することが求められてきます．

●どうすれば，正解？

補液と抗菌薬を投与する理由（治療方針）を把握し，どちらを優先させるべきかを決める必要があります．抗菌薬でも急ぐ必要がある場合もありますが，やはり頻脈や血圧低下などに対する補液に関しては，何よりも優先順位が高いと考えられます．

それ以外の場合では，静脈留置針の留置も含めて，抗菌薬投与の重要性を評価し，補液投与とどちらを先にすべきかを決めるとよいでしょう．

（石川幸司）

引用・参考文献

1) Dellinger RP, et al., 尾田琢也ほか訳：Surviving Sepsis Campaign：重症敗血症および敗血症性ショックの管理に関する国際ガイドライン（2012年版）．Crit Care Med, 41(2)：580-637, 2013.
http://www.survivingsepsis.org/SiteCollectionDocuments/Guidelines-Japanese.pdf（2015年7月閲覧）
2) 齋藤厚ほか：社団法人日本化学療法学会臨床試験委員会皮内反応検討特別部会報告書．日本化学療法学会雑誌，51(8)：497-506, 2003.
3) 社団法人日本化学療法学会臨床試験委員会皮内反応検討特別部会：抗菌薬投与に関連するアナフィラキシー対策のガイドライン（2004年版）．2004.
http://www.chemotherapy.or.jp/guideline/hinai_anaphylaxis_guideline.pdf（2015年7月閲覧）

関連しておさえておきたい

抗菌薬によるアナフィラキシーショック

抗菌薬は副作用としてアナフィラキシーショックを起こすことが知られています．以前は皮内反応を実施していましたが，それでは重大な副作用を予測できないため，現在は実施されていません[2]．

それよりも，抗菌薬やアナフィラキシーなどの既往歴をていねいに問診することが重要とされています[3]．抗菌薬だから大丈夫と安易に考えることは非常に危険です．問診で100％回避できるわけではありませんので，投与後にこれらの症状が出現していないか注意深く観察することが重要なのです．

Case 23 受け持っている数名の患者への内服薬投与，点滴投与，貼付薬投与がある．

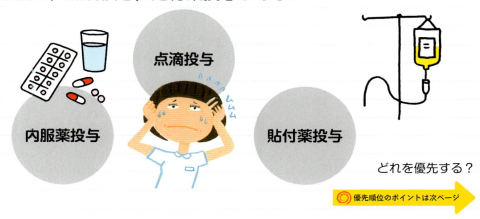

どれを優先する？

◎ 優先順位のポイントは次ページ

②複数の同業務の優先順位

迷いどころや陥りがちな 行動

　患者に投与する薬剤において，内服薬，点滴，貼付薬のどれを優先すべきかという問題です．患者への影響が比較的大きい点滴を先に投与すると考えるかもしれません．または，投与が簡単で自分の作業が短時間で実施できる内服薬や貼付薬を投与してから点滴と考えるかもしれません．

　このように，薬剤が患者に与える影響ではなく，自分の作業工程に要する時間などのみを考えて優先順位を決めてしまうという行動に陥りやすい状況ではないかと考えられます．

正しい動き方・考え方とその 根拠

● できごとを評価してみよう
1) 投与方法より薬の種類を考える

　最初に考えなくてはならないのは，内服，点滴，貼付という投与方法ではなく，投与する薬の種類，つまり，患者へどのような影響がある薬なのかという薬効です．これは，投与方法が異なる場合でも，投与する薬の効果によってその優先順位が変わるためです．

　点滴投与が患者への影響も大きく，優先順位が高いと考えやすいかもしれません．しかし，患者への影響が強いというよりは，影響（薬効が現れる）が早いと考えるべきです．

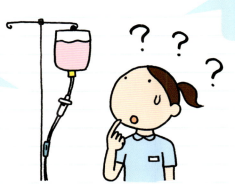

効果の現れる時間は……？
- 点滴が最も早い
- 点滴→血液から吸収
- 内服→胃・腸から吸収

薬の効果は……？
- ルーチンの抗菌薬，維持輸液
　→影響少ない
- 免疫抑制薬，循環器系や麻酔薬
　→時間が決められている

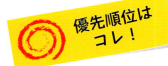 **優先順位はコレ！**

- 薬の効果を考え，患者への影響が強い薬剤，時間で投与が決められている薬剤から投与する
- 点滴は急いで投与したい場合が多い
- 免疫抑制薬の内服や麻薬系の貼付薬などがある場合
- 一般的には点滴投与を優先する状況が多い
- 時間で決められている薬であれば優先順位が高い可能性もある

　確かに，多くの薬があるなかで点滴による投与を選択するということは，患者へ早く投与したいという方針があるからかもしれません．それでも，単純な周手術期にルーチンで投与する抗菌薬や維持輸液などは，それほど急がなくても患者への影響は大きくありません．それよりも，免疫抑制薬の内服，循環器系および麻薬系の貼付薬など，時間で投与が決められている薬であれば，優先順位を高くしなければならない可能性もあります．

2）投与方法で薬の効果の現れる時間が異なる

　また，投与方法によって薬の効果が現れてくる時間に差があることも理解しておく必要があります．同じ薬効を持つ薬でも，点滴による投与，内服による投与，そして貼付による投与で異なります．当然，点滴が最も早く効果が出ますが，薬の種類によって異なる場合もあります．

点滴では血液から，内服では胃もしくは腸から体内に吸収されるメカニズムを知り，さらには薬効を添付文書から把握しておくことも重要となります．

●どうすれば，正解？

　一般的には，急いで投与したいから点滴で投与するという状況から，点滴投与を優先的に実施する状況が多いかと思います．しかし，内服薬投与，点滴投与，貼付薬投与という投与方法のみで優先順位を決めることは困難な場合が多いと考えられます．<u>薬効を理解し，その薬をなぜ患者に投与するのかという治療方針を把握できれば，投与する優先順位は判断できるでしょう．</u>

（石川幸司）

 関連しておさえておきたい **コツ・ワザ**

与薬時間の設定

　内服薬や点滴など投与方法にかかわらず，同じ病棟で複数人の患者へ看護師が薬を投与しなければならない状況では，配薬時間の設定に注意が必要です．内服薬を渡すだけでよい場合，胃管から投与する場合など，ある程度の流れ作業として実施できるものは，同じ時間帯に設定したほうが効率はよいでしょう．

　時間で投与しなければならない薬は，ほかの患者と設定時間を変えることも1つの方法です．すでに静脈留置針が留置されている患者への抗菌薬投与など，時間は決められていても続けて実施することに支障が少ない場合は，同じ時間帯でもよいかもしれません．それ以外では，設定時間を変えることが多重課題となる可能性を回避できるかどうか，同じ時間帯のほうが都合はよいかを検討することが重要でしょう．

③ タイムマネジメント

Case 24

午後に検査が予定されている患者．
午前中にリハビリと清拭を予定している．

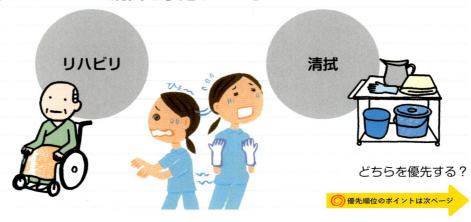

どちらを優先する？

優先順位のポイントは次ページ

迷いどころや陥りがちな 行動

　リハビリも清拭も，目的があって行う援助です．しかし，毎日の業務だからルーチンで行おうと考えがちです．そのため，業務の遂行を優先的に考え，どちらも検査前に済ませてしまおうと，リハビリと清拭の両方を午前中に実施しようとしてしまいがちです．

　患者の全身状態やADL（日常生活動作），患者の希望も含めてアセスメントし，検査に支障がなく安全に実施するため，全身状態の観察と感染予防を目的とした清拭を行うべきなのか，生活状況の改善を目的としたリハビリを行うべきなのかを考えなくてはなりません．

正しい動き方・考え方とその 根拠

●できごとを評価してみよう

1）急性期か否か，患者状態を考える

　検査の目的は，診断や治療効果について判定し，今後の治療方針を判定することにあります．看護師は，この検査がどの程度患者に負担となるものなのか，準備・所要時間はどの程度かかるのか，検査開始時間はいつなのかについても考える必要があります．

　ここで，今の患者の状態を合わせて検討します．すべてのことに介助が必要な急性期なのか，まだ不安定で日常生活の自立に至っていない時期なのか，急性期は脱して安定した時期なのかを判断します．これは，時期によっては検査が患者へ与える身体的負担が変化するためです．

2）清拭の効果と目的

　全身清拭は，感染予防や皮膚の清潔を保つため，患者の爽快感のために必要な援助の1つです．患者に触ることで皮膚の観察をし，体温や呼吸状態を確かめることもできます．場合によっては，褥瘡の有無を確認し，どの程度回復したかを確かめることができる場でもあります．

　また，前日もしくは夜間に汗をかき，患者本人が清拭を希望している場合もあります．この場合は，患者の欲求をかなえるために行う援助の1つです．患者によっては，全身清拭で疲労してしまうこともあるかもしれません．この場合は，できるだけ体力を消耗させないように短時間で済ませる方法にします．午後からの検査に支

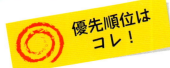

優先順位はコレ！

検査の準備・所要時間や開始時間を確かめる

検査が早い時間に短時間で終了する場合
→ ① 午前中にリハビリ → ② 検査後に清拭

午後の遅い時間に検査が予定されている場合
→ ①&② 午前中に清拭とリハビリをともに行う

行ったあと検査前に十分体力を回復する時間的ゆとりがある

障をきたさないような配慮が必要です．

3）リハビリの効果と目的

　リハビリは，スムーズな離床のために必要です．現在は廃用症候群の予防や早期離床の目的で，ベッド上にいるうちから早期に開始するのがよいとされています．

　リハビリは看護師だけではなく，理学療法士も介入している場合があります．患者の身体的負担にならないよう，前日から情報を確認し，そのつどリハビリ内容を修正して行う必要もあります．患者の状態を把握・整理して，正確に理学療法士に伝えて内容や時間調整をすることも大切な援助です．

　患者本人が全身清拭よりもリハビリを希望した場合は，全身状態をアセスメントし，午後からの検査に支障がないことを確かめることは必須です．

●どうすれば，正解？

　検査時間が午後の早い時間に短時間で終了し，患者への負担も高くないと予想される場合は，午前中にリハビリを行い検査後に清拭を行うことで，全身の爽快感をより得られるかもしれません．逆に午後の遅い時間に検査が予定されているのなら，清拭とリハビリをともに行ったあとでも十分に体力を回復できる時間的ゆとりもあるでしょう．

（梅木　恵）

関連しておさえておきたい　コツ　ワザ

安定期に入ったら患者の希望も考慮する

　患者の全身状態をアセスメントし，急性期であり身体的負担が大きく十分な観察と援助が必要な時期なのか，安定期に入り自立を目指し直接援助は控え見守る時期なのかを把握する必要があります．

　時期により必要な援助は変化します．現在の患者の状態，清拭，リハビリを総合的に考え合わせて，そのときに合わせた援助行動をとれることがいちばん大切です．

　患者の思いも大切となります．急性期には治療を優先し，患者の希望を優先することはむずかしいこともありますが，ある程度安定期に入ったのであれば，患者の希望している事柄を考慮する必要もあります．

　必要な検査や治療処置に対しては十分な説明を行い，同意を得ますが，患者が希望することを取り入れることができないか検討します．他スタッフの意見も求めて，入院生活をしている患者本人が回復への意欲を落とさないようにかかわっていくことは大切なことです．

第3章 ―多重課題に強くなる　ケアカンファレンス・シミュレーション―

Case 25　朝8：30に，申し送りと，Aさんの検査出しと，Bさんのトイレ介助があるのに，朝のバイタルサインの記録もまだ終わっていない．

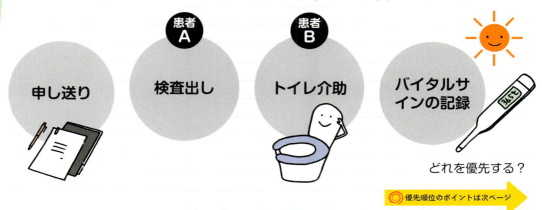

どれを優先する？

優先順位のポイントは次ページ

③タイムマネジメント

迷いどころや陥りがちな 行動

　業務として，Aさんの検査出し，申し送りの前までにバイタルサインを含めたすべての記録を終了させようと考えていました．しかし，Bさんのトイレ介助も必要となり，バイタルサインの記録を終える前に検査出し，申し送りの時間が迫ってきました．

　それでもバイタルサインを記録しておかないと次の勤務者に迷惑がかかると考え，トイレ介助終了後にバイタルサインの記録を続けました．気づけば検査出しと申し送りの時間となり，すべてが中途半端になっているという状況に陥りやすいのではないでしょうか．

正しい動き方・考え方とその 根拠

● できごとを評価してみよう

1) バイタルサインの記録は申し送りで伝える

　朝8：30に申し送りをすることは，ルーチンの決定事項です．夜勤務者から日勤務者へ患者の状況を正確に伝える必要があります．

　朝のバイタルサインの記録も正確な患者情報を得るために必要な項目の1つです．日勤務者は，収集した患者情報をもとにこの後の患者ケアプランや1日の行動計画を立てていくことでしょう．つまり，申し送りの前には記録をすべて終わらせておくことがいちばん望ましいのですが，やむを得ない事情で記録が間に合わない場合は，申し送りで伝えることも可能です．

　このケースのように，検査出しと重複した場合は，予定通り検査を安全に受けるためにも，検査を先延ばしにしてまで記録に取り組むことは望ましいとはいえないでしょう．時間通りに申し送りができそうにないときには，そのことをスタッフへ伝えましょう．報告・伝達をしっかりと行っておくと，時間通りにできなくてもスタッフ間でお互いに協力できるはずです．

2) 検査が予定されていたかどうか

　Aさんの検査は，どのようなものなのでしょうか．

　検査は他部門との調整が必要となりますので，可能な限り時間通りに動くことが望ましいです．予定されていた検査であれば，時間に合わせて前準備を行います．状態が変化したために迅速に検査する必要が出た場合には，早急に対応することになります．

　検査が予定されている患者に関しては，点滴や更衣など可能な範囲で準備を早めに行い，いつでも検査できるように準備しておくことが望ましいでしょう．そうすることで，記録やトイレ介助など，予定外の業務が入ったとしても慌てずに動くことができます．

　なんらかの事情により，時間通りに検査出しができないときは，検査担当のスタッフへ遅れる理由と所要時間を連絡します．事前に連絡があれば，検査室でも時間調整を行い，ほかの処置をするなど時間を有効に使うことができます．

3) 排泄欲求が切迫しているかどうか

　Bさんのトイレ介助では，排泄は生理的な欲求ですが，

89

優先順位はコレ！

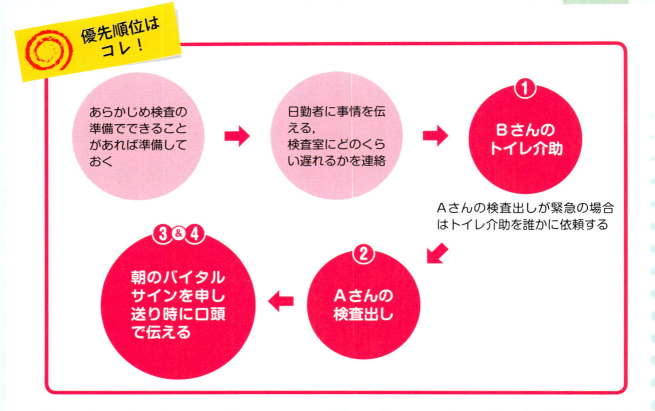

ほかにも急ぐ業務が重複している場合には，どの程度排泄欲求が切迫しているのかを確認したほうがよいでしょう．もしかしたら，それほど急がない場合もあるかもしれません．

しかし，安静度に制限がある，点滴や酸素療法をしている，運動障害がある，高齢で転倒リスクがあるなどの患者状況次第では，待ってもらっている間に失禁することや，単独でトイレ歩行を行い転倒するという危険性もあります．十分な説明を行うことに加え，患者の理解度に応じて，優先順位を変更することも検討しなくてはならないでしょう．

● どうすれば，正解？

朝の申し送りは日勤者に事情を伝え，少し待ってもらいましょう．Aさんの検査出しが緊急でなければ，検査室に遅れることを連絡し，Bさんのトイレ介助を済ませます（緊急の場合はトイレ介助を誰かに依頼します）．朝のバイタルサインは申し送り時に口頭で伝えればよいでしょう．

(梅木 恵)

関連しておさえておきたい コツ ワザ

トイレ介助

治療経過の中で安静が必要な患者において，日常生活援助は重要です．また，排泄の失敗は自尊心が傷つき闘病意欲の減退につながることもあります．さらに，転倒予防のためにも，安全確保のことを考えた排泄介助をする必要があります．

とくに高齢者では，危険回避の点でも十分検討しなくてはなりません．呼ばれたにもかかわらずにすぐに対応できなかったため，単独で動いて転倒するなどもありえます．患者の状態を確認し，待てるような状況であるのであれば待つように声をかけて，ほかのスタッフへお願いすることも対応の1つです．

介護度にもよりますが，トイレ介助にかかる時間が数分で済むのであれば，先にトイレ介助をしてから検査出しを行うという選択肢もあるでしょう．

第3章 —多重課題に強くなる ケアカンファレンス・シミュレーション—

Case 26

午前中に造影CT検査，抗菌薬の点滴，リハビリがあるAさん．輸血とシャワーが予定されているBさん．急ぎではない胸部X線が予定されているが認知症がありセンサーマットで対応中のCさん．3人を受け持っているが，画像検査部から「準備ができたら検査室にAさんを搬送してください」と連絡があった．

患者 A
造影CT検査（午前中）
抗菌薬の点滴
リハビリ

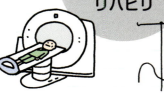

患者 B
輸血
シャワー

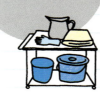

患者 C
胸部X線
（認知症，センサーマット対応患者）

どれを優先する？

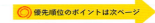
優先順位のポイントは次ページ

③タイムマネジメント

迷いどころや陥りがちな 行動

　他部署・他部門が関連しているときは，時間に遅れるわけにはいきません．しかし，検査に追われて時間で実施する点滴を忘れるわけにもいきません．また，検査で病棟を離れている間は，他患者の見回りに行くことができないため，認知症のCさんの行動も気になります．

　3名それぞれに，今日のスケジュールが決まっているため，計画的に行動しないと周囲に迷惑をかけたり事故につながる危険が潜んでいるため，まずは状況を整理して行動計画を立てる必要があります．

正しい動き方・考え方とその 根拠

●できごとを評価してみよう

　Aさんは，CT検査にすでに呼ばれており，あまり遅くなると検査部門の予定にも影響が出てしまいます．しかし，抗菌薬の点滴も，滴下時間が決まっているため時間通りに滴下できるように準備をしたいですね．リハビリにも決められた時間があり，時間通りに行えるようにしたいです．

　Bさんは，輸血とシャワーがありますが，とくに時間指定はありません．ただ，慌てると輸血は重大事故につながるため，しっかりと確認をしたうえで実施し，輸血中にも副作用などの観察を十分に行う必要があります．

　CさんのX線撮影も時間的には余裕がありますが，認知症があるため，長時間訪室しないと事故につながる危険があります．

　3人のスケジュールを整理すると，時間的に差し迫っているのはAさんですが，Bさん・Cさんには十分な観察に時間を要さなければならない理由があります．

●どうすれば正解？
1) Cさんの確認をしてから検査へ

　まずは病棟を離れる前に，<u>最も心配なCさんの事故を回避する必要があります</u>．センサーマットの電源は入っているか，患者の周囲環境に転倒や誤飲など事故につながるものはないか確認し，また，他スタッフにも気にかけてもらえるように声をかけておくことも大切になります．

　<u>危険の回避ができたら，AさんのCT検査の準備をし，検査に向かいましょう</u>．検査中に造影剤使用によるアレルギー反応のおそれもあるため，十分に観察をしましょう．

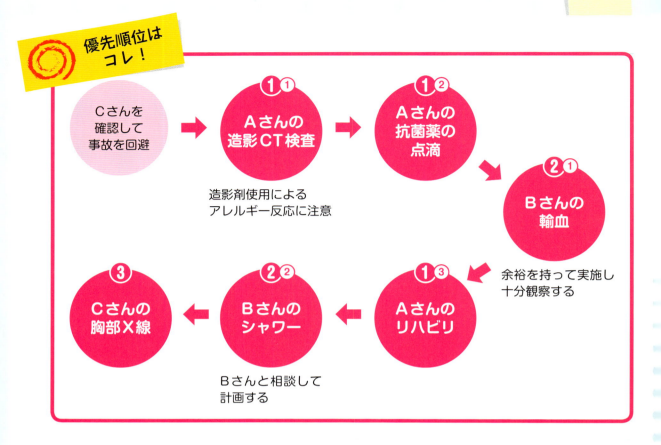

造影剤による副作用がないことが確認できたら，時間で滴下する必要のある抗菌薬の点滴を時間通りに実施しましょう．リハビリの時間と重ならないような配慮が必要になる場合(抗菌薬のみの単回投与など)もありますね．

2) 輸血は余裕を持って，実施中に十分観察する

Bさんの輸血は重大な副作用が予測されるため，実施中には十分な観察が必要になります．日本輸血学会のガイドラインでは，輸血前・輸血5分後・15分後・輸血後のバイタルサインの測定や副作用の観察が必要であるといわれています．そのため，Aさん，Cさんの見回り後，余裕を持って輸血の実施をしましょう．また，とくに時間の指定はありませんが，シャワー室の予約状況や面会の時間などを考慮し，シャワーの時間についてBさんと相談をし，行動計画の中に組み込んでいきましょう．

CさんのX線撮影も時間の合間に実施する必要があります．輸血15分後の確認ができたら，検査部門と相談をし，可能であるなら検査室に搬送しましょう．

(鈴木英子)

 関連しておさえておきたい コツ ワザ

薬剤使用に潜む危険

造影剤・抗菌薬・輸血は，アレルギー反応を起こす危険性が高いといわれています．最も重篤な症状は，アナフィラキシー症状(呼吸困難・血圧低下など)ですが，それ以外にも，発疹・蕁麻疹・発熱・頭痛・吐き気などの症状があります．とくに初回投与時は厳重な観察を行うようにしましょう．また，アレルギー反応が出現したときは，ただちに薬剤の使用を中止し，リーダー看護師や担当医にすぐに報告をしましょう．

患者誤認などによる不適合輸血の事故は，患者生命にかかわる重大事故につながる危険があります．各施設で輸血の取り扱いに関する手順書に沿った取り扱いを心掛け，事故防止に努めましょう．

第3章 ―多重課題に強くなる ケアカンファレンス・シミュレーション―

Case 27 消灯時刻前，Aさんに新しい点滴指示と，同室のBさんに臨時内服薬指示が出た．

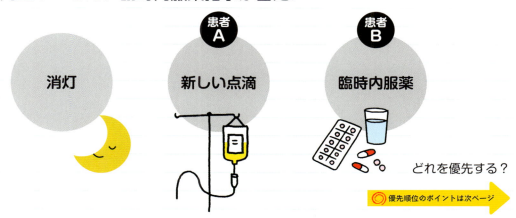

どれを優先する？

優先順位のポイントは次ページ

③タイムマネジメント

迷いどころや陥りがちな 行動

消灯時刻前は，就寝前のバイタルサイン測定や環境整備，眠前薬の配布，点滴の更新など，やらなければいけないことがいっぱいで，ただでさえ焦っている状況ですね．そのような中で新しい指示が出されたとなると，落ち着いて判断することができにくくなり，つい目の前のもの（このケースの場合は，新しい点滴指示と臨時内服指示）から取りかかってしまいがちになります．

しかし，消灯後ウトウトしはじめた患者のかたわらでゴソゴソ点滴を更新したり，「すみませんが，お薬が追加になったので今から飲んでいただけませんか？」と声をかけて起こしてしまったりするのは，いかがなものでしょう．

正しい動き方・考え方とその 根拠

●できごとを評価してみよう

1）緊急性のあるものはどれ？

まず3つのできごとを緊急性の視点で考えてみましょう．マズローの5段階欲求説（図1）では，睡眠や恒常性維持，呼吸などは生理的欲求とされ，最も基本的なものとされています．この生理的欲求は生きるために必要なものですが，この中でさらに優先順位をつけるとすると，まず生命を維持するためのものである「呼吸」「恒常性」や「体温」などが挙げられます．

消灯は睡眠にかかわり生活リズムに影響を及ぼしますが，消灯が数分遅れても生命の危機にはなりません．

点滴や内服は，内容によっては生命に影響する場合

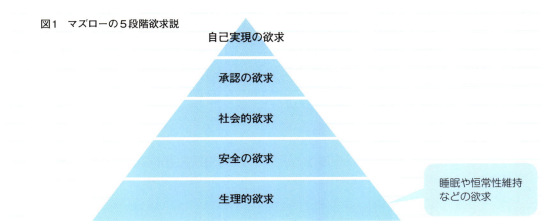

図1 マズローの5段階欲求説

優先順位はコレ！

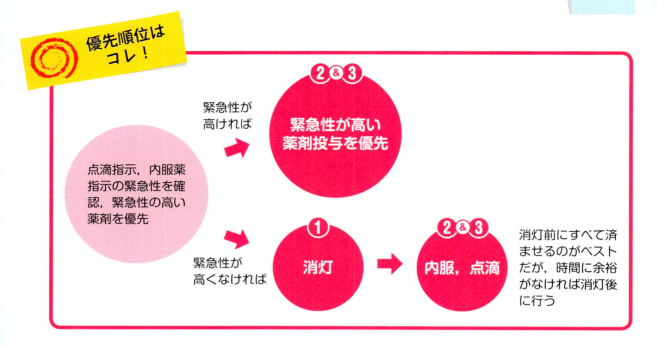

がありますので，注意が必要です．抗不整脈薬や鎮痛薬などの場合は緊急性が高くなるため，すぐに点滴や内服準備に取りかからなければなりません．<u>指示の内容をまず確認し，患者にとっての必要性をしっかりアセスメントしましょう．</u>

2) 患者の生活の視点で考える

どのできごとも生命の危険性が低く，緊急性が高くない場合の優先順位づけには，患者の生活の視点で考えることも大切です．

消灯は患者に「寝る時間です．休息のため寝てください」というメッセージです．寝てもらおうとしているのに起こす行為は矛盾しますね．点滴も更新はできるかもしれませんが刺入部やラインの観察で起こしてしまうかもしれません．1部屋に複数の患者がいる病室では，他の患者も起こしてしまう可能性が高くなりますね．また，部屋が暗くなってからの作業はエラーが起きやすいため，可能であれば消灯前にすべて済ませてしまいましょう．

●どうすれば，正解？

このように，消灯前にすべて済ませることができればベストですが，実際には消灯直前に指示が出るなど，時間に余裕がないこともあるでしょう．そのような場合は，<u>①指示の緊急性を把握し，②緊急性が高い薬剤投与を優先する，③緊急性が高くなければ消灯し，該当患者に寝るのを待ってもらって，④薬剤を内服・点滴する，</u>このような順序で行いましょう．

（川島孝太）

 関連しておさえておきたい コツ ワザ

医師の知識をすこし借りてみよう

多重課題に直面している場面では，自分で重要性が判断できない薬剤が指示された場合，恥ずかしがらずに医師に確認してみましょう．時間の制限がある中で，投与の緊急性だけでも確認できると，優先順位をつける指標になります．ただし，緊急時以外に聞くと，「自分で調べなさい」と言われる可能性が高いので，あらかじめ学習しておく必要もありますね．

 関連しておさえておきたい コツ ワザ

思いやる気持ちを大切に！

投与の緊急性が高くない場合は，指示受けをしたらすぐに患者の部屋に赴いて，臨時指示が出たこと，今準備していること，消灯時間を過ぎるがもうすこし起きていてほしいことを伝えます．

そのときに，消灯に備えて読書灯などを灯しておく配慮があると，患者も消灯や突然の訪室にびっくりすることなく入院生活が送れますね．

第3章 —多重課題に強くなる ケアカンファレンス・シミュレーション—

Case 28 夕食の時間．Aさんの食前薬，Bさんの食前の血糖チェック，Cさんの経管栄養，他患者の配膳が重なっている．

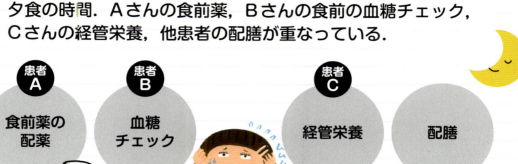

どれを優先する？

優先順位のポイントは次ページ

③タイムマネジメント

迷いどころや陥りがちな 行動

　患者の食事時間帯は，まさに多重課題の宝庫です．食事の準備に始まり，ナースコール対応など想定外のことまで，とにかくやらなくてはならないことが多くて大変ですね．慣れないうちはそれらの優先順位の整理もつかぬまま，部屋の順番通りに食事の配膳，食前薬の配薬を済ませ，必要な患者には血糖チェックを行っていく，というようにルーチン業務として食事の準備をしてしまうことが多いのではないでしょうか．

　しかし，このような場面でも，やはり各患者への処置やケアには，優先順位を決めるうえでの根拠となる考え方があります．

正しい動き方・考え方とその 根拠

●できごとを評価してみよう

　食前薬や血糖チェックは，食事を開始してからでは薬の効果が十分ではなくなったり，正確な血糖値が測定できない可能性があります．それでは治療に差し支えることにもなりかねず，食前に確実に実施することの重要性は高いでしょう．さらに，Aさんの食前薬は配薬するだけでなく，内服の介助，もしくはきちんと内服できたかの確認作業も必要かもしれません．それらに要する時間も考える必要があります．

　Cさんの経管栄養や他患者への配膳は，それぞれ患者の容態にもよりますが，多少の時間のズレは問題なさそうですね．ただし，経管栄養はただ配ればよいわけではなく，栄養剤の準備，患者の体位調整，滴下調整など，投与開始までに行う必要があることが多く，実施までに時間を要することがわかります．不慣れな場合は，余計に時間がかかることも考慮する必要があります．

●どうすれば，正解？

　まずはCさんの栄養剤を用意し，体位調整など含め，経管栄養を開始するまでに要する時間を考慮し，余裕を持って準備します．ただ早ければ早いほどよいわけではありません．

　とくに体位は，同一体位が一定時間以上になると褥瘡リスクが高くなり，苦痛に感じる可能性があります．そのため，適切なタイミングで準備を始めることがポイントです．

　次に，食前に行う必要があるケアそれぞれに要する時間を考慮し，スムーズに実施できるよう十分準備します．ほとんどの施設では，食事時間は決まっていると思います．Aさんに食前薬を内服してもらい，Bさんの血糖チェックに要する時間を逆算し，食事の配膳時間前にそれらが終了できるよう，余裕を持ってケアに当たりましょう．

　たとえば，18：00から夕食の場合，Aさんに配薬し内服を確認するのにおよそ10分，Bさんの血糖チェックにおよそ5分要するとしたら，それらを開始するのは遅くとも17：45頃を目安にします（Aさんの食前薬が食直

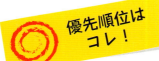

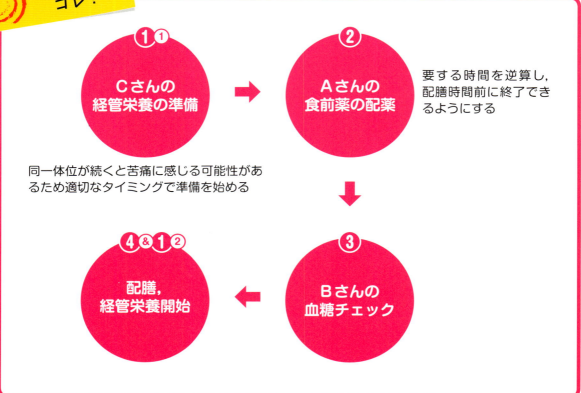

前に内服するものとして）．それまでにCさんの経管栄養の準備を終えておくと，18：00からの夕食配膳が大きく遅れてしまうことは防げるでしょう．

(岡村英明)

― 関連しておさえておきたい

食前薬のタイミングを把握しておく

　食前薬は食事の30分〜1時間前であったり，食直前であったりします．それぞれ，空腹時に内服してこそ効果のあるもの（漢方などにも多い）や，血糖値の上昇を抑えるものなど，必ずそのタイミングに内服することに「意味」があります．このように，薬効も十分に把握して与薬することが重要です．

― 関連しておさえておきたい

ケアにかかる時間を把握しておく

　たとえば血糖チェックや経管栄養もそうですが，1つひとつの準備やケアに，自分がおよそのくらいの時間を要するのか，常に意識しましょう．患者あってのことなので，いつも同じようにはいかなくて当然ですが，それでもケアに要するおよその時間がわかると，複数のケアの計画がより適切に組み立てられるようになります．

　もちろん，予定されたケアの最中に，突然ほかの患者に呼ばれたりすることは，日常的にありますね．そんなときは焦らず，何を優先すべきかしっかり考えてみましょう．そのうえで，必要に応じて他スタッフに適切に協力を要請することも，立派なケアの1つです．

　最も優先すべきは，患者に不利益が生じないよう，適切なケアが提供されることである，ということを，どうか忘れず日々の看護に取り組んでくださいね．

④ 同時発生多重課題

Case 29

予定入院患者で体重測定，採血，点滴の指示が同時に出た．病棟オリエンテーションも行わなくてはならない．

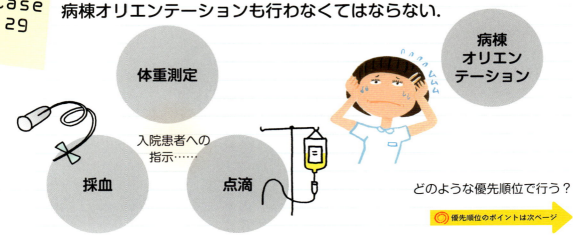

どのような優先順位で行う？

 優先順位のポイントは次ページ

迷いどころや陥りがちな　行動

　患者は，何かしらの治療目的で入院します．とくに昨今は入院期間の短期化もあり，外来で行われる検査もだいぶ増えたとはいえ，やはり入院当日は忙しいものです．患者もよほど入院慣れしていない限り，これからの入院生活に向けて緊張や不安もあるでしょう．できるだけスムーズに療養生活を始められるよう，ケアしたいものです．

　さて，まずはどうしましょうか？ たとえば，不慣れでまだ時間のかかる採血をまず行い，そして次は点滴かな……，など思わず自分の都合だけで業務を優先的に考えてしまいそうです．しかし，まずは対象である患者をしっかりみて1つひとつの行為の目的やその根拠をよく考えると，本当に優先すべきケアの順番がみえてきます．

正しい動き方・考え方とその　根拠

●できごとを評価してみよう

1) 容態が悪い場合は治療のための点滴を優先

　まず，入院患者の病態からアセスメントします．
　たとえば，緊急入院で患者の容態が悪く，急いで点滴が必要である可能性があれば，優先すべきは「治療のための点滴」になります．容態の悪い患者であれば，詳しい状態の把握や治療方針を決定するため，早くに採血を実施しなくてはなりません．その際，留置針などを用いて穿刺した直後に採血を行い，そのまま点滴ルートをつなぐことができれば，患者が痛い思いをするのは一度で済みますね．
　このように，どんな状況でもまず患者を中心にケアの優先順位を考えることは，看護の大原則です．

2) 容態が悪くない場合はオリエンテーションを優先

　原則はしっかりおさえたうえで，入院患者がすでに容態が悪いというケースばかりではありません．定期の入院であれば，その目的は検査や手術です．そのような場合，入院患者は明らかな身体的苦痛よりも，今後の入院生活に向けて不安や緊張を抱えていることのほうが多いかもしれません．

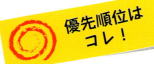

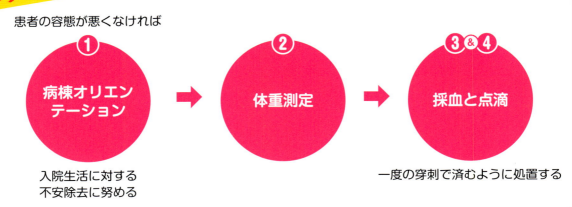

患者の容態が悪くなければ

① 病棟オリエンテーション → ② 体重測定 → ③&④ 採血と点滴

入院生活に対する不安除去に努める

一度の穿刺で済むように処置する

　そこで，患者の容態が悪くないことが確認できれば，これから療養生活を送る「導入」として，まずは病棟環境についてのオリエンテーションを行いましょう．その際は，ナースステーション，洗面室，デイルーム，トイレなど，説明を加えながら病棟内を案内することになります．

　もしその前に点滴などをつなぐと，患者は点滴棒を押しながら歩かなくてはいけなくなり，案内にはやや不都合ですよね．また，付き添いの方がいれば，その場で一緒に説明を聞いてもらうことができます．そのため，まずは病棟オリエンテーションを行い，患者やご家族の不安除去に努めましょう．

3）オリエンテーションを終えた後，体重測定を正確に行う

　体重測定は，とくに透析患者や心不全患者などは，日々の体重の増減が治療上の重要な情報となります．そのほか投与する薬剤の量を検討する材料にもなることなどを考えると，できるだけ正確に把握したいところです．

　そのため，ひと通り病棟オリエンテーションを終えた後（もしくは体重計の場所により，オリエンテーションの途中でも），できれば昼食前に，かつ病衣に着替えてから測定しましょう．

　しっかり病棟オリエンテーションを行って患者やご家族の不安を軽減できたら，いよいよ採血と点滴です．前述のように二度痛い思いをさせず，採血と点滴が一度の穿刺で済むように処置できるか，自施設での方法を事前に確認しておきましょう．

●どうすれば，正解？

　患者の容態が悪くないことが確認できれば，まずは病棟オリエンテーションを行います．その後，体重測定を実施し，採血と点滴が一度の穿刺で済むよう処置します．

（岡村英明）

関連しておさえておきたい

事前の説明は重要

　多少時間がかかったとしても，どんなことでも事前にしっかり説明して患者に了承を得ておくことが，結果としてスムーズなケアに結びつきます．

　たとえば点滴について，採血のみなら一度の穿刺で終わりますが，点滴となると30分から数時間も点滴ルートに拘束されます．点滴中はルートが引っかからないよう注意が必要だったり，滴下が一定に保たれるよう行動が制限されたりと，思った以上に不自由なものです．

　点滴をする際は，まずどんな状態になるか，またどのくらい時間を要するかなどをしっかり伝え，その前に済ませておきたい用事があれば済ませるよう，事前に十分な説明を行いましょう．

　私たち医療者の考える「当たり前」は，決して患者にとって当たり前ではありません．そのことをしっかり念頭に置いて，日々のケアにあたることが大変重要です．

第3章 ―多重課題に強くなる　ケアカンファレンス・シミュレーション―

Case 30

先輩へ報告・相談中に，医師が指示を出しにきた．
それと同時にナースコールが鳴った．

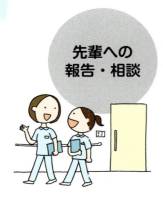
先輩への報告・相談

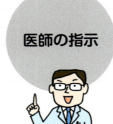
医師の指示

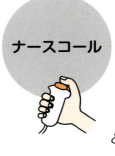
ナースコール

どれを優先する？

優先順位のポイントは次ページ ▶

迷いどころや陥りがちな 行動

　やっとの思いで患者のケアを終え，情報を整理して先輩に報告，そしてわからなくて不安な部分を相談しようとしている矢先に，臨時指示が出たり，ナースコールが鳴ったりすると，本当に困りますよね．

　受け持ち以外の患者の指示受けやナースコールだったら，ほかの先輩に任せて……なんて思いたいところですが，自分の受け持ち患者の場合，なかなかそうはいきません．先輩も何人もの患者を受け持っていますし，重症な患者も受け持っていることでしょう．そして，医師も忙しい合間を縫って病棟に指示を出しにきたのかもしれませんし，はたまた緊急を要する指示なのかもしれません．

　常に患者と多職種が流動的に絡み合う職場では，自分の都合だけ考えて行動すると，関係する人たちに迷惑をかける場合も多くあります．

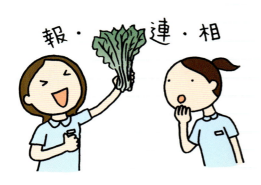

正しい動き方・考え方とその 根拠

●できごとを評価してみよう

1)重要性の評価

　まず報告・相談ですが，内容により優先度は変化します．たとえば，受け持ち患者をフィジカルアセスメントした結果，緊急性があると判断した場合，その報告は非常に重要になります．医師の指示も同様で，患者の状態変化につながるような指示であれば重要度は高くなります．

　では患者からのナースコールはどうでしょうか？ナースコールは，患者が私たちを求める「声」ですので，コールの先には何かをお願いしたい，何かを訴えたいという患者のニーズが隠されています．

　「ナースコールが鳴っていること」自体，看護にとって非常に重要であるという認識を持たなければなりません．したがって，鳴りっぱなしにせず，ひとまずナースコールを受け，どんなニーズなのか把握しましょう．

　そのうえで緊急性の判断を行います．そのニーズは，「胸が急に痛くなった！」「おなかが痛い！」や「転倒して動けない……」など緊急性の高いものかもしれません．そうであれば，対応の順序も変わってきます．

2)待っている時間を有効活用

　ナースコールの初期対応をした後は，いよいよ3者の優先順位をつけます．しかし，順位の高い課題から順番に済ませていくのでは間に合いません．同時進行できるものもあることに気づくと，より短時間で課題を達成す

④同時発生多重課題

優先順位はコレ！

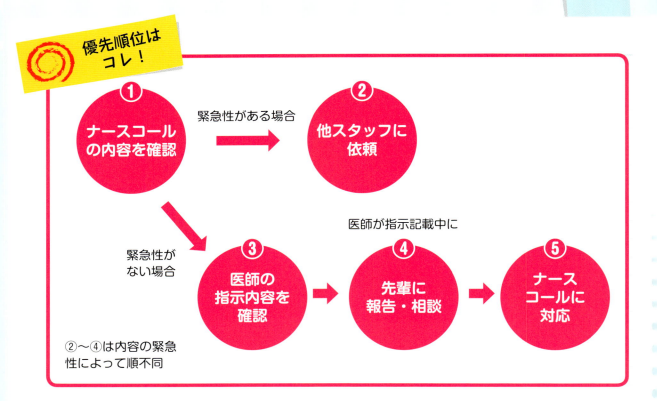

たとえば，先輩への相談では，バイタルや検査データ，X線などを提示し，自分が疑問に思うことを伝えた後に，先輩が考える時間があります．医師の指示受けでは，医師が指示記載したり入力したりする時間があります．そのような「自分が動かずに待っている時間」をうまく利用し，患者の用事を聞きに赴いたり，薬剤の準備をしたりすると，時間を有効活用することができます．

しかし，作業を途中で中断するとエラーの元になるので注意が必要です．自由になる時間の予測と，その間に実行可能な作業を組み合わせましょう．

●どうすれば，正解？

①ナースコールを受けて患者のニーズを把握し，②緊急性があれば医師や先輩に，状況やナースステーションに戻る目処を伝えて対応しに行く，③緊急性がない場合は医師に指示内容の緊急性を確認し，指示入力ないしカルテ指示記載をしてもらっているうちに，④先輩に簡潔に報告・相談をし，⑤患者のところへ赴く（②～④は内容の緊急性によって順不同です）．

(川島孝太)

関連しておさえておきたい

ナースコールの受け答えにひと工夫

ナースコールを受けたときに限らず，患者や同僚によび止められたときなど，ついつい言ってしまうのが「ちょっと待ってくださいねー」という台詞．この「ちょっと」は具体的に何分くらいなのでしょうか？

個人差が出るこの言葉は，時としてトラブルの元になることがあるので注意が必要です．ナースコールの場合は，ひとまず患者のところに赴いて緊急性の判断をしてからになりますが，すぐに対応できない状況の場合は「○分ほどお待ちください」と伝えましょう．そのほうが，患者は待つ目安ができ，同僚はほかの人に依頼する選択ができるようになります．また，自分自身にとっても「待ってもらっている時間のなかで今の作業を終わらせる」という目標にもなります．

ただし「○分待ってもらう」という約束によって責任も発生するので，患者や同僚との信頼関係を崩さないよう，約束した時間は必ず守るようにしましょう．

第3章 ―多重課題に強くなる　ケアカンファレンス・シミュレーション―

Case 31
Aさんから「身体が痛くつらい」と何度もナースコールがある．訪室し訴えを聞き，マッサージや鎮痛薬を投与するが改善しない．
そのようななか，同室患者Bさんに湿性咳嗽があり，吸引が必要．またCさんが「トイレに行きたい」と声をかけてくる（車椅子移乗介助が必要）．

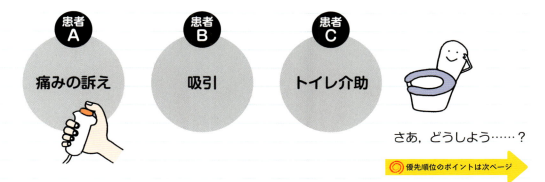

さあ，どうしよう……？

◎ 優先順位のポイントは次ページ

迷いどころや陥りがちな 行動

　つらそうなAさんをそのままにしてそばを離れるのは，非常に心苦しいですね．しかし，トイレに行きたいCさんの訴えを無視するわけにもいかず，Bさんは吸引しないと呼吸困難になるかもしれません．
　このような状況では，Aさんのそばをなかなか離れられないまま時間が過ぎ，BさんやCさんへの対応が遅くなってしまう事態になりそうです．時間経過につれ，Bさんの生命の危険度は上昇し，Cさんは自分でトイレに行こうとしたり，怒りだしたりするかもしれません．また，BさんやCさんのことが気になったままAさんの対応をしていると，「ああ，向こうに行かなくちゃいけないのに……」と焦るあまり，イライラした表情や態度が滲み出てしまい，十分な対応やケアができなくなるかもしれません．

正しい動き方・考え方とその 根拠

●できごとを評価してみよう

1) それぞれの状態を評価
　鎮痛薬やマッサージでも改善しない痛みやつらさを感じているAさんは，きっと「早く何とかして！1人にしないで！助けて！」と思っており，そんなAさんに「これ以上何もしようがないので我慢してください」などと言ってはいけません．Aさんのつらさに共感しながら痛みの原因を究明し，痛みを緩和するケアを提供します．また，痛みは不安などにより増強するので，精神的な援助も必要です．
　湿性咳嗽で吸引が必要なBさんは，喀痰困難による窒息の危険性が高いため，早急な対応が必要な状態かもしれません．放っておくと状態は悪化するので，早くベッドサイドに赴きたいところです．
　そしてCさんは，トイレへの移動介助を求めています．安静度にもよりますが，このケースでは車椅子への移乗から室内トイレへの移動が必要な状況で，すべてを行うと数分はかかりそうです．排泄の失敗は患者の自尊心や自信の喪失につながるため，排泄したいときにトイレに連れていく必要があります．しかしそれができないときは，どうしても「我慢」してもらわなければなりません．Cさんは，はたしてどのくらい我慢できるのでしょうか．

2) 生命の危険度が高いのはどれか
　3つのできごとのなかで生命の危険度が最も高いのは，前述のとおりBさんです．Aさんの痛みが耐えがたい（たとえばVASで100）ものであった場合は別ですが，ナースコールを押して訴えることができる状態からすると，生命の危険度はBさんのほうが高いと考えます．
　Cさんの排泄も非常に大切な課題ですが，生命の危険度はやはりBさんのほうが高いため，<u>まずBさんの対応を行うべきです</u>．その後は，Aさんのつらさの変化にも

④同時発生多重課題

VAS：visual analogue scale，視覚アナログ評価尺度

優先順位はコレ！

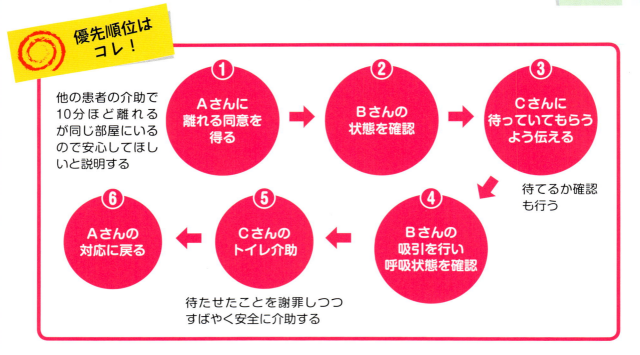

よりますが，Cさんの対応を行い，再びAさんの対応を行う流れがよいと思われます．

3人の患者が同室であれば，1人の患者の対応をしながら別の患者への声かけや観察ができます．「私は忘れられていない」と安心できれば，患者もすこし協力してくれるかもしれません．

● どうすれば正解？

Aさんのそばにいてマッサージをしている最中のできごととすると，①Aさんに「ほかの患者さんが呼んでいるので，10分ほど離れますね．でも，同じ部屋にいるので安心してください」と説明し，離れる同意を得る，②Bさんのフィジカルイグザムをすばやく行いながら，③Cさんに「次に伺いますので2分ほどお待ちください」と言っておく，④Bさんの吸引を行い呼吸状態の改善を確認する，⑤Cさんに待たせたことを謝罪しつつ，すばやく安全にトイレ介助を行う，⑥Aさんの対応に戻る，の順がよいでしょう．

（川島孝太）

関連しておさえておきたい
対応にジレンマを感じたときは

看護師にとって重要なケア倫理とは「患者のニーズに応え責任を果たすこと」です．しかしこのケースでは，どのできごともそれぞれの患者にとって大切なニーズであり，優先順位づけにジレンマを感じる典型例といえます．

ジレンマを感じたときは1人で悩まずにカンファレンスなどを活用して，何がモヤモヤするのか，それはなぜなのか，どうしたらよいのかを日頃から気軽に話し合い，協力し合うチームワークと倫理観を育むことが大切です．

関連しておさえておきたい
予測性をもって日中に看護や対応を行う

看護師の人数が少ない夜勤帯では，必然的に多くの患者を受け持つため，1人の患者だけに常に付き添うことは困難です．しかし，不安やせん妄，不定愁訴が増強しやすいのもまた夜間であり，できるだけこのような症状が夜間に起きないよう，日中の予測性をもった看護や管理が重要になります．

生活リズムを整えたり，ご家族の協力を得る手配をしたり，不安の原因を探ったり，病室の位置を検討したり，疼痛の専門チームや主治医と話し合って指示を仰いでおいたりなど，日中の対応で夜間の看護が変わります．不要な抑制や薬剤投与の回避だけでなく，ほかの患者の危険も回避できるかもしれません．

Case 32

消灯前の眠前薬の配薬やオムツ交換に追われている．そのとき，がんの終末期であるAさんからナースコール．「背中が痛いからさすってほしい」と依頼されたが，その間にも他患者からのナースコールが鳴っている．

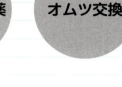
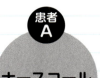

眠前薬の配薬　オムツ交換　ナースコール（患者A）　ナースコール（他の患者）

何を優先すればいい？

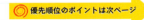

優先順位のポイントは次ページ

迷いどころや陥りがちな 行動

消灯時間前は，夜勤帯で最も多重課題に陥る場面の1つでしょう．私たち看護師も患者自身も就寝に向けた準備を始めるため，オムツ交換や配薬などルーチン業務に追われる一方で，ナースコールも多くなる時間です．配薬もオムツ交換も，スタッフで協力して消灯時間前に終わらせなくてはなりません．

しかし，患者自身にも，消灯時間前に不安なく朝を迎えられるように準備をしたいという思いがあるでしょう．迫る消灯時間と患者対応，何を優先させるべきでしょうか．

正しい動き方・考え方とその 根拠

●できごとを評価してみよう

眠前薬の配薬は，消灯時間前に終わらせなければならない時間制限のある業務であるため，優先させたいルーチン業務です．オムツ交換も，チームで協力して早く終わらせたいですね．

しかし，ナースコールは，病気や不安を抱える患者にとって，医療者と自分をつなぐ大切な命綱です．Aさんも痛みや不安など多くの思いをもってナースコールを押したことが推測されます．しかし，患者はAさんだけではなく，他の患者も同様の思いでナースコールを押しているのでしょう．

●どうすれば正解？

1) 痛みの程度をアセスメント

まずは，目の前の患者の対応をする必要があります．背中が痛いというAさんの痛みの程度を評価しましょう．その場で数分さすれば落ち着く痛みなのか，強い痛みを訴えているのか，程度によっても対応が変わります．

Aさんはがんの終末期であり，がん性疼痛に対して痛み止めの追加投与の指示があると思います．がんの痛みには，積極的に薬物療法を取り入れ，痛みの緩和をはかる必要があります．また，がん患者の痛みの原因は，身体的な原因ばかりでなく，不安や恐怖，社会的問題などさまざまな要因が関連しているといわれています．これら患者の背景を含め，痛みをアセスメントし対応する必要があります．

2) 傾聴の必要性を判断し，消灯後に訪問することを伝える

単に痛みをとってもらいたいばかりではなく，不安な思いをあなたに聞いてもらいたいのかもしれません．しかし，今の時点でAさんの話をゆっくり傾聴することはできないでしょう．Aさんの背中をさすりながら，痛みの程度を聞き，薬剤の使用の必要性をアセスメントして，必要ならば薬剤を使用しましょう．

優先順位はコレ！

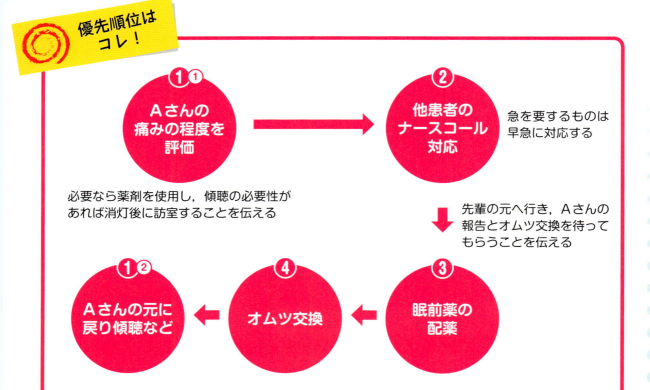

傾聴の必要性を感じたのであれば，まずは，Aさんに今，十分な時間がとれないことを説明し，消灯後に必ず訪室することを約束しましょう．

3) 他患者のナースコール対応と先輩への伝達

約束をしたうえで，他患者のナースコール対応をします．患者の訴えが急を要するものであれば，早急に対応しましょう．そうでなければ，まずは先輩の元に行き，Aさんの痛みや他の患者から依頼があった旨を伝えます．忙しい消灯時間前，患者対応に追われるのは先輩も同じです．オムツ交換を素早く終わらせるため，重要な戦力の1人として先輩が待っていることでしょう．オムツ交換に参加できないことは必ず先輩に伝えに行きましょう．

眠前薬の配薬も，薬を待つ患者がいます．消灯時間前に配り終える必要があるため，オムツ交換をほかのスタッフが行ってくれるのであれば，先に配薬を済ませオムツ交換に参加をしましょう．

最後に，要件を済ませ，Aさんの元に伺い痛みについて確認をし，お話を十分に傾聴してください．

(鈴木英子)

関連しておさえておきたい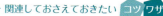

全人的な痛み（トータルペイン）という考え方

がんの痛みは，がんそのものが周囲の神経を圧迫して起こる痛み以外にも，治療に伴う副作用や安静・チューブ類による痛みが影響している場合があります．また，このような身体的な痛みだけでなく，不安やおそれ・孤独感などの精神的な痛み，経済的問題や家族関係といった社会的な痛み，生きることそのものに対する苦痛・自責の念や死生観などのスピリチュアルな痛みの4つの側面が関連しあっているといわれています．

これらの痛みに対し，薬物療法による身体的な痛みへの対応だけでなく，患者の話を十分に傾聴し，細かい配慮をすることが大切です．

第3章 —多重課題に強くなる ケアカンファレンス・シミュレーション—

Case 33

消化器外科病棟に手術から帰室したAさんの検温中，別の部屋のBさんから「ストーマパウチから便が漏れている」とナースコール．さらに同室のCさんが「汗をかいたから病衣を交換したい」と言っている．

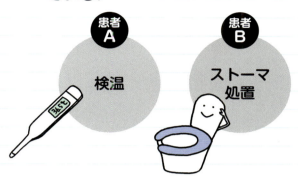
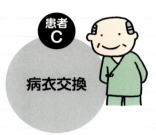

何を優先する？

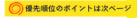
優先順位のポイントは次ページ

迷いどころや陥りがちな 行動

　このケースは，手術を終えたAさんの不安定な状況を見逃さないよう，すこしも目が離せない状況です．

　多重課題の解決法を見出す際，焦点を自分に当ててしまうことがよくあります．「先輩にお願いしにくいし，怒られたらどうしよう……」「私は今，手術後要注意のAさんの検温中だから，汗くらいじゃ後でいいや」などのバイアスが，誤った判断を導きだしてしまうことがあります．

正しい動き方・考え方とその 根拠

●できごとを評価してみよう

　重要なのは，その状態が長く続いた場合，患者が受ける影響はどのくらいかを深く掘り下げて考えることです．ただタスク（課題）を単純にこなすことではなく，考え方を身に付けることが，今後のケアの組み立てを左右します．

1）その後生命に危険を及ぼす可能性があるかどうか

　Aさんが検温を受けずにいた場合，術後の合併症に気がつかない可能性があり，生命に危険を及ぼす可能性があります．優先度は高そうですね．

　次に，Bさんはなぜナースコールを押したのでしょうか．トラブルが発生したときに看護師を呼ぶように言わ

れていたかもしれません．同室の方に，匂いによる不快感を与えたくない，などの考えがあったかもしれません．また，排泄物が皮膚に長時間付着していると，皮膚への機械的刺激による炎症や感染のリスクとなってしまいます．

　Cさんは，汗をかいた服を着ているのは不快と思い，ナースコールを押したのでしょうか．不快感はストレッサーとなり，交感神経を過剰に働かせてしまいます．

2）汗はショックであることも考慮

　このように，どの患者も放置できないような状態です．なかでもCさんは「汗ぐらいいいかな」と，優先順位を落としてしまいがちかもしれません．

　しかしここでおさえておくべきことは，どのようなときに汗をかくか，ということです．ピンときたあなたは，この場面での優先順位を決めることに成功しています．汗は，ショックの5Pの1つ「perspiration（発汗）」であることを考慮します．

●どうすれば，正解？

　その状態が長く続いた場合，どのような悪影響を及ぼすかということをもう一段掘り下げて，その状態が何によって起こっているのか，原因を模索することが重要です．

　Aさんは今まさに検温中なので，その場を離れてよいかどうかの判断はまだできません．術後の合併症が原因で生命に危険を及ぼす可能性があるため，それが否定できるまで離れるわけにはいきません．

　Bさんのナースコールは，排泄物がストーマパウチか

④同時発生多重課題

優先順位はコレ！

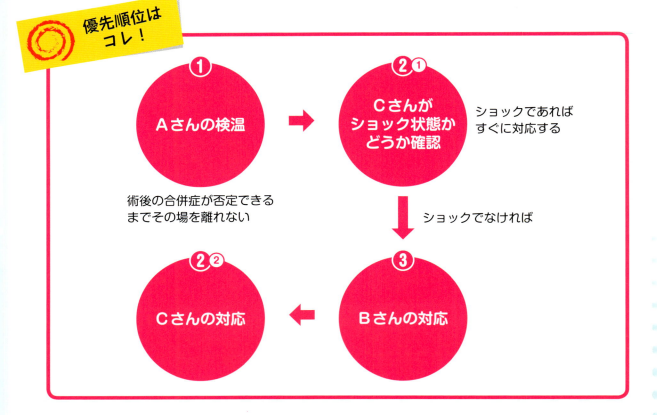

ら漏れていることが原因であるため，生命への危険は低いと判断してよいでしょう．しかし，さまざまなストレッサーが存在することを忘れてはいけません．ほかのスタッフに対応をお願いできるとよいでしょう．

Cさんは，汗の原因を明確にし，ショックの可能性を否定する必要があります．すぐに対応をする必要がありますが，ショックを否定できたのならば，すこし待ってもらうよう対応しましょう．

（林 尚三）

関連しておさえておきたい

待ち時間を明示する

　ファミリーレストランなどでウェイトレスを呼ぶボタンを押したのに誰も来ないとき，イライラしますね．銀行などでは番号札，アミューズメントパークなどではおおよその待ち時間の立て札があることで，ストレスを多少解消できるよう工夫がされています．

　待つということで生じるストレスは，待つ行為よりも「待つ時間がどのくらいであるかわからないこと」によって生じるといわれています．

　患者は，私たちの助けが必要なことがあると，ナースコールを押して知らせてくれます．その際受話器越しに「すこしお待ちください」とだけ伝えることはありませんか？　患者にとってのすこしと，あなたにとってのすこしは大きく違います．そこで，おおよその待ち時間を伝えることがコツとなります．

　可能であれば，患者のベッドサイドに行き直接内容を伺って，「○○のため，あと○分ほどお待ちください」と伝えられるとベストです．さらにほかのスタッフが対応できることであれば対応してもらうことも，患者のストレスを和らげることにつながります．

　患者にストレスなく療養生活を送っていただけるよう，サポートをすることも重要なナースの役割です．

第3章 —多重課題に強くなる ケアカンファレンス・シミュレーション—

Case 34 緊急手術後の患者で，12誘導心電図，採血，輸血，手術後の点滴投与指示が同時に出た．

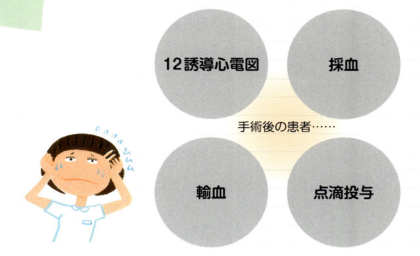

どれを優先する？

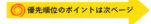
優先順位のポイントは次ページ

迷いどころや陥りがちな 行動

　手術を終えた患者が帰室をしたときは，とても緊張します．この場合，あなたは「私のできることは何か？」と考え，おのずと12誘導心電図を選択してしまうのではないでしょうか．この選択は，仲間がたくさんいるチーム医療では間違いのない選択といえますが，優先順位となると，話は別です．

正しい動き方・考え方とその 根拠

●できごとを評価してみよう
1) 効果が出るまでの時間を考慮
　今回のケースの場合，どれも緊急性のある処置やケアばかりです．また，指示の内容から循環動態の不安定さが推測できます．
　優先順位を決定する判断材料は「時間」です．ここで述べる時間とは，「その手技の期待する効果とそれを満たすまでの時間」とします．緊急時には時間を重要視して優先順位を決定します．では，それぞれにおいて，「時間」に着目して考えてみましょう．

2) 多職種のかかわりと時間で優先度を判断
　12誘導心電図の期待する効果は，心筋虚血や不整脈の判断です．たとえば術後にルーチンで行っている場合，優先順位は下がります．しかし，現在の循環動態の不安定さが心臓の動きに起因したものであるならば，緊急性が上がります．実施する時間は長くても3分程度ですので，3分後に主治医は次の一手を打てることになります．
　次に，採血における期待する効果は，データが主治医の手元に届き，それをもとに処置が開始されることです．血液検査は時間がかかるため，期待する効果を満たすまでの時間は当然長くなります．12誘導心電図と同様に，現在の循環動態や全身状態が予想より悪いものである場合か否かにより優先順位は変化しますが，このケースでは緊急かつ重要であると考えます．
　輸血の期待する効果は，循環動態の改善・酸素運搬体の補給・凝固因子の補給などがあります．輸血の指示が出た場合，準備の依頼やクロスマッチテストなどが行われるため，さまざまなコメディカルが動くことになります．そのため，投与されるまでの時間が長くなることが予測されるため，迅速に準備に取りかかる必要があります．クロスマッチテストは，自己の血液とドナーの血液の反応をみる検査で，採血を行う必要があります．つまり，指示の採血と同時に行えることになります．
　点滴投与の指示は，期待される効果は薬液によって異なりますが，カテコラミン製剤や血液製剤など，今す

④同時発生多重課題

107

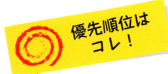

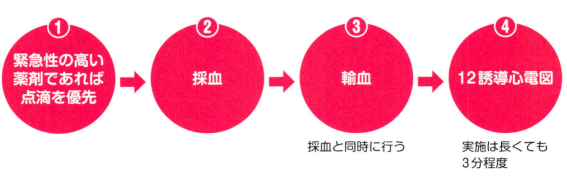

ぐに使用したい状況もあります．薬剤師がかかわる可能性があるため，早めに取りかかる必要性があります．病棟で常備してある薬剤の確認は行っておきましょう．また，シリンジポンプや輸液ポンプも準備しておくことも忘れてはいけません．

3) コメディカルと情報を共有

優先順位の判断に迷うケースの場合，どのコメディカルがかかわり，どのくらいの時間がかかるかの目安をつけておく必要があります．また，処置などはケアマニュアルに則って行うことが原則のため，目を通しておきます．

このケースのように緊急性が高くすべてのことにいち早く対応しなければならない場合，最優先事項はメンバーを集め情報を共有し，それぞれの役割を明確にすることです．

●どうすれば，正解？

このケースでは，緊急性の高い薬剤である場合は点滴投与を優先し，次に採血しつつ輸血を行い，その後に12誘導心電図を実施しましょう．

(林 尚三)

明確な役割分担

いくつかの重要な処置やケアを同時に進行する必要がある場合，ベテランの先輩であっても1人で対応することは困難です．とくに緊急時は，明確な役割分担が患者を助けるワザとなります．

臨床で，緊急時にたくさんのスタッフは集まったけれど，傍観者が多く，何をしているかがわからないという場面をよく目にするのですが，それは個人個人が違うベクトルで動いているために起こる光景です．各個人はとても優れていても，統率がとれていないことで効率が落ちるのです．

チームワークを推進するため，短時間でも打ち合わせをすることが推奨されています．メンバーが集まったらリーダーの決定を行い，目的を確認します．次にリーダーは，誰が何をするかを明らかにします．さまざまな状況を判断し指示を出せる先輩がリーダーになることが望ましく，リーダーはメンバーに明確な役割を伝えます．そしてメンバーは責任をもって実施することが患者を助けます．

メンバーシップやリーダーシップという言葉を意識することが，チーム医療遂行のコツかもしれません．あなたは，患者を回復へ導くという目的を遂行するためのチームに所属している，大切なチームの一員なのです．

第3章 —多重課題に強くなる ケアカンファレンス・シミュレーション—

Case 35 Aさんのポータブルトイレの見守り中に，同室の患者Bさんから「看護師さーん，ちょっとお願いします！」と声をかけられた．

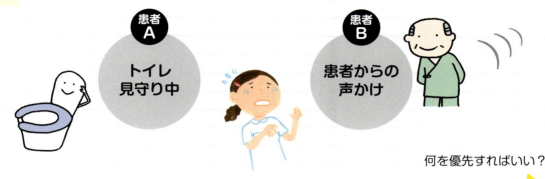

何を優先すればいい？

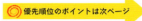

迷いどころや陥りがちな **行動**

　Aさんの見守り中に，同室のBさんから声をかけられてしまうと，ついついBさんのところへ行き，要件を聞きたい気持ちになると思います．すこしの間であればその場を離れても大丈夫，すぐ戻ってくるから大丈夫，と考えてその場を離れてしまうことも多いのではないでしょうか．

　しかし，その場から離れるのは短時間かもしれませんが，その考えがAさんを危険にさらす可能性があります．

まずはAさんの安全をきちんと確保

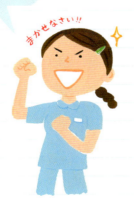

正しい動き方・考え方とその **根拠**

●できごとを評価してみよう

　ポータブルトイレの見守り中なので，Aさんは目を離してしまうと危険である，ということが予測されます．その危険とは，多くの場合は安全面の危険であり，転倒・転落の危険性があるということだと思います．

　そのようななか，Bさんに声をかけられその場を離れてしまうと，Aさんがポータブルトイレから転倒・転落してしまう危険性があります．「ほんのすこしだけ」，という心の隙が大きなトラブルにつながる可能性があります．

●どうすれば，正解？

　最優先で考えるべきなのは，Aさんの安全を守ることです．現在自分自身に課せられている使命は，Aさんのポータブルトイレを安全に終了することなのです．そのため，Bさんに声をかけられたとしても，その持ち場を離れてはいけません．Aさんのポータブルトイレが終了する最後まで見守ることが重要です．

　Bさんの対応は，ほかのスタッフに任せるようにしましょう．確かに同じ部屋にいるので，自分自身が対応しなくてはいけないという気持ちになってしまいます．しかし，自分自身はAさんの安全を守る，という仕事をしている状態なので，迷わずナースコールを押し，現状を説明しほかのスタッフへお願いしましょう．

④同時発生多重課題

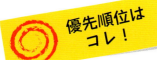

優先順位はコレ！

① Aさんのトイレが終了するまで見守る
最優先で考えるべきはAさんの安全を守ること

→

② Bさんの対応は他スタッフへ依頼
Aさんの安全とBさんの要望をかなえるため，迷わずナースコールを押す

　たとえほかのスタッフが先輩看護師でも，迷わずナースコールを押すことが大切です．そうすることで，Aさんの安全とBさんの要望をかなえることにつながります．

　このように，現在行っているケアや業務中に，ほかの患者から依頼を受けることがあると思います．その際は，自分自身の行っている業務を振り返り，できない場合はほかのスタッフへお願いするということも選択肢の1つであると理解しておくことが大切です．

（丸長敬規）

> もしほかのスタッフがいない場合は，Bさんの要望が緊急性の高いものかどうか判断し，優先順位を確認することも大切です

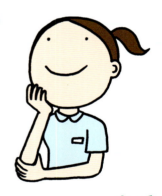

関連しておさえておきたい コツ・ワザ

ほかのスタッフがいない場合は，要望の緊急度を確認

　もし，ほかのスタッフが誰もいない場合や手が離せない場合は，どのように対応したらよいでしょうか．

　そのときは，Bさんの要望が，緊急性が高いのかどうかを判断します．緊急性が高いとは，生命に危険が迫っているということです．Bさんの声のトーンや要望を確認し，優先順位が高いのか低いのかを判断しましょう．

　そして，対応が遅れてしまう場合には，Bさんに状況を説明し同意を得るようにしましょう．そうすることで，現在行っているAさんのポータブルトイレの見守りに，心置きなく集中し対応することができます．

　患者の要望にタイムリーに応えることはとても大切なことですが，重複した際にはその場の優先順位を的確に判断し，患者自身に同意を得て順次対応することが大切です．

⑤ コールへの対応・介助

Case 36　夜勤中，車椅子でトイレ移送する患者と付き添い歩行にて移送する患者が同時にトイレまでの移送を希望．

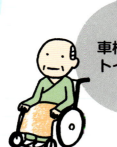

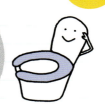

どちらを優先する？

優先順位のポイントは次ページ

迷いどころや陥りがちな 行動

夜間帯というスタッフの人数も少ない時間に，車椅子でトイレ移送する患者と付き添い歩行にて移送する患者の2人からトイレコールがあった場合，どちらを優先してトイレ移送しなくてはいけないのか，とても迷います．

このような場面では，どちらもトイレへ移送したいという気持ちや戸惑いから，患者を急かしてしまい，車椅子の移乗や患者の移送に集中することができず，転倒や転落をまねいてしまう危険性が高くなってしまいます．

正しい動き方・考え方とその 根拠

●できごとを評価してみよう

1) 切迫性を評価

まずは，トイレコールのあった排泄の切迫状況を評価する必要があります．車椅子でトイレ移送する患者，付き添い歩行にて移送する患者の2人のうち，切迫している患者を優先する必要があります．

患者を待たせたために，切迫性失禁をさせてしまうことは，その患者の自尊感情を著しく低下させてしまいます．また，排泄が切迫することで，自ら無理に移動してしまい，ベッドからの転落や転倒にいたる可能性があります．そのため，トイレコールが重なった場合は切迫状況を必ず評価し，対応する必要があります．この事例の場合でも，安静度は関係なく切迫状況が緊迫しているほうの患者を優先するようにしましょう．

2) 患者の性格と理解力も考慮

次に2人とも切迫していない状況であれば，患者の性格や理解力を考え対応する必要があります．

せっかちな性格の患者やできると思い込む患者，安静度を守ることがむずかしい患者の場合は，優先してトイレ誘導をする必要があります．なぜなら，一方の患者のトイレ誘導を待っている際に，待つことができず自ら無理に移動してしまい，ベッドから転落や転倒を起こす可能性があるからです．

そのため，切迫状況にない患者であれば，患者の性格と理解力を考えて優先順位を決定する必要があります．

3) 尿びんやポータブルトイレの使用も考慮

もし2人とも切迫状況にあった場合はどうでしょう

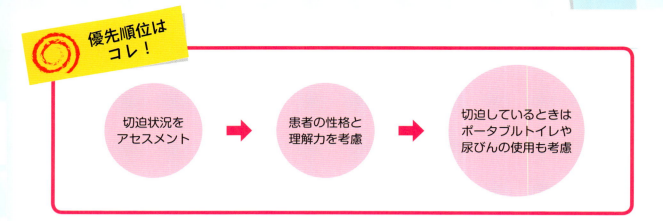

か. 2人とも一刻の状況を争います. そのため, 必要に応じてポータブルトイレや尿びんの使用も検討します.

しかし, 尿びんの場合はベッド上での排泄, ポータブルトイレの場合は病室内での排泄となるため, プライバシー保護やにおい・音が気になってしまいます. 今までトイレで行っていた患者にとっては精神的に耐えがたい苦痛となり, 自尊心の低下につながる可能性もあります.

そのため, ポータブルトイレや尿びんを選択する際は, 患者への説明をていねいに行い, きちんと同意を得て行うことがとても大切です. そして, プライバシー保護やにおい・音が最小限となるように注意し行う必要があります.

● どうすれば, 正解?

車椅子移送患者と付き添い歩行患者のトイレコールが同時に起こった場合は, 安静度により優先順位を決定することはありません. 現在のそれぞれの患者の切迫状況をきちんとアセスメントし, 状況を整理して対応することが必要となります.

（丸長敬規）

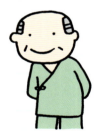

関連しておさえておきたい コツ ワザ

排泄のリズムを把握する

トイレコールが重なることはよくありますが, 事前に各患者の排泄のリズムを知ることで, このような事態を防げる可能性があります.

排泄には各患者における生活習慣が関係しており, おのおのの排泄のリズムがあります. 入院直後は各患者の排泄のリズムを把握することはむずかしいですが, 入院日数が経つことで各患者の排泄リズムを把握することができます.

とくに, 入院中の排泄時間を記載している施設では, 時間を把握することができます. また, 勤務開始時に, ほかのチームメンバーと話し合い, トイレ介助に関する情報を共有することで, トイレコールが重なった場合でも, スムーズに対応することが可能になると思います.

患者をすこしでも待たせることなく排泄できるよう, 各患者のさまざまな情報をアセスメントし対応するようにしましょう.

第3章 —多重課題に強くなる ケアカンファレンス・シミュレーション—

Case 37　AさんとBさんから同時にトイレコールがあった．
いま使えるトイレは1つしかない．

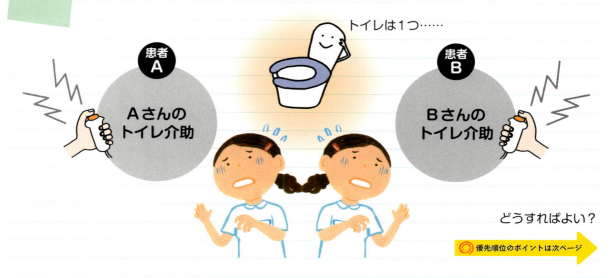

どうすればよい？

優先順位のポイントは次ページ

　トイレ内での転倒も多い事故です．便座に座ろうとして膝から崩れたり，用を足したあと下着をはこうとして立位になるときにうまく立位になれなかったりして発生します．
　患者の羞恥心に配慮しつつトイレ内での転倒を防ぐことは，高齢者が増加している今，緊急の課題です．

迷いどころや陥りがちな 行動

　AさんとBさんの2人から同時にトイレコールがあった場合，どちらを先に対応すべきなのか，悩み，戸惑ってしまいます．さらに，使えるトイレが1つしかないとなると，余計に迷ってしまいます．
　このような場合，移送がスムーズな患者・移送までの準備が少ない患者を先に対応しよう，トイレから近い患者から対応しようと考える人もいるのではないでしょうか．
　しかし，それではもう1人の患者がトイレに間に合わない可能性があります．そのため，今の状況を適切にアセスメントし，きちんと状況を整理し対応する必要があります．

正しい動き方・考え方とその 根拠

●できごとを評価してみよう
1）排泄の切迫状況を評価
　2人同時にナースコールがあった場合，どのようなことを考え優先順位を決定するべきなのでしょう．このケースでは，AさんとBさんの排泄の切迫状況を評価することが大切です．
　排泄は，人間にとって基本的生命・生活過程の1つです．幼少の頃より生活習慣の一部として当然のように行っている行為の1つです．対応が遅れたことにより切迫性失禁をしてしまうと，患者本人に与える精神的影響は計り知れず，著しく自尊感情の低下をまねくことになります．
　また，切迫状況を我慢させてしまうことで，現在の安静度が「介助歩行」や「車椅子介助」の患者であった場合，自ら無理に移動してしまい，ベッドからの転落や転倒の可能性があります．患者の転倒・転落事故は，自身の移動能力をかえりみずに行動した結果発生することが多く，排泄の切迫はとくにその行動を助長させる可能性が高いです．そのため，AさんとBさんの2人の切迫状況を迅速にアセスメントする必要があります．
2）過活動膀胱などに注意
　一般的に，膀胱内の尿量が150～300mLほどになる

⑤コールへの対応・介助

113

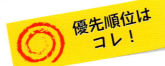

優先順位はコレ！

切迫状況をアセスメントして，どちらかはポータブルトイレの使用も考慮する

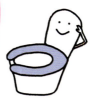

と尿意を感じ，通常は我慢することができ，排尿を抑えることができるとされています．しかし，過活動膀胱の場合は，神経系の障害などにより尿を膀胱内に貯留することができません．急激な強い尿意を感じ切迫状況となり，失禁を伴う可能性もあります．

そのため，AさんとBさんの2人が切迫状況であるのかをアセスメントし，切迫状況にある場合は最優先に対応する必要があります．

● どうすれば，正解？

使用できるトイレが1つしかなく，2人とも排泄の切迫状況であった場合は，患者の安静度や全身状態，環境にもよりますが，ポータブルトイレを使用するという方法もあります．

ポータブルトイレを使用する際には，プライバシーの保護には十分に留意する必要があります．他者から排泄している姿が見えないように，カーテンやパーテーションなどを使用し，隙間ができないように対応します．排泄の音やにおいが他患者や家族に伝わってしまうことが気になる場合には，消臭剤の使用やCDやラジオなどで音楽を流すなど，工夫します．

以上の注意点に留意し使用することができれば，ポータブルトイレはトイレが1つしかない状況であったとしても，2人の患者の排泄の欲求を満たすための貴重な方法の1つとなります．ほかにも，隣の病棟のトイレを使用することも一案です．

介助が必要な方はトイレ中の見守りが必要な場合も多く，その時間，病棟から看護師が1人足りなくなります．このような状況も含めて対処の選択をしましょう．

（丸長敬規）

切迫状況をアセスメントして優先度を決める

ポータブルトイレの使用も考慮しよう

隣の病棟のトイレを使用することも一案

Case 38

車椅子移乗介助が必要な患者がトイレ排泄中，ドアの外で待機していたら，廊下歩行中の患者が，点滴が逆血していると訴え，点滴が空になっている．更新用の点滴はナースステーションにある．

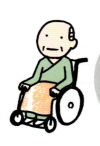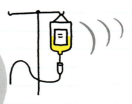

車椅子移乗介助の患者が排泄中　ドアの外で待機中……　点滴の逆血対応と更新

どちらを優先する？

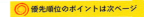
優先順位のポイントは次ページ

車椅子の移乗介助が必要な患者は，トイレ時に転倒するリスクがあります．転倒は時に大けがにつながるので，点滴の閉塞よりも優先するべき課題です．一方，逆血を訴えている患者の不安は強いと推測されるので，できるだけ早く対応したいです．転倒リスクと目の前の患者の訴え，どちらを優先するか迷うケースです．

迷いどころや陥りがちな

点滴ルート内の逆血はすみやかに対処しないと，血液が凝固しルートが閉塞してしまいます．さらに新たな静脈留置針を留置しなければならないため，患者に痛みを与えることになります．そのため，ルートが閉塞する前に点滴を更新したいです．

看護師は，ドアの前で待機している状態です．トイレ排泄中の患者から声がかかる前に戻れば，目の前の患者の訴えを優先しその場を離れて更新用の点滴を取りに行ってもよいだろうと考えてしまいがちです．

排泄が終わるのをドアの外で待機するということは，そうしなければならない理由があるはずです．その場を離れることにどのようなリスクがあるのかをアセスメントし，点滴の逆血を訴える患者への対応を考えましょう．

正しい動き方・考え方とその 根拠

●できごとを評価してみよう

1) その場を離れるリスク

排泄が終わるのを待機することは，排泄に伴う患者の羞恥心に配慮しつつ，何かあったときにすぐに対応できるようドアの外から患者の気配を観察する看護行為です．患者は排泄後の移動に介助が必要なだけでなく，排泄後にナースコールで看護師を呼べない・呼ばない患者なのかもしれません．どちらにしても，その場を離れているときに対応しなければならない状況に陥るおそれがあり，転倒リスクが高いと考えられます．

やむを得ずその場を離れる場合は，患者に1人で動かず看護師が戻るまで待ってもらう必要があります．患者の理解力，認識力，日頃の行動パターンなどをアセスメントし，遵守できない可能性がある場合は転倒リスクが高く，その場を離れることはできません．

2) 点滴ルートへの逆血によるリスク

点滴ルートへの逆血は，血液の凝固や，血栓によってルートが閉塞する可能性があります．ルート内の血栓は感染や静脈炎のリスクを高めるので，閉塞していないか，血栓がないか観察する必要があります．

閉塞してしまったらルートは使用できません．抜針し，新たに静脈留置針を留置して点滴を始めなければなりません．

血栓もなく閉塞もしていないようなら，閉塞する前

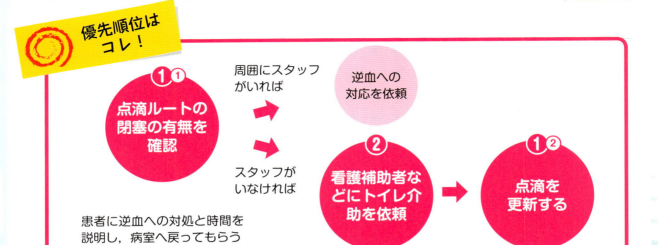

に点滴を追加更新したいですが、廊下での点滴更新は安全や感染の面から勧められません。患者には病室へ戻ってもらい点滴を更新しましょう。

3) 逆血による患者の不安

点滴が空になり逆血に気付いた患者の不安は大きく、すぐに対処することを望んでいると推測できます。患者によっては空気が体に入ると思い、恐怖心を抱くこともあります。

すぐに対処しないと自分がないがしろ（後回し）にされたと感じるかもしれません。ルート閉塞の有無にかかわらず、逆血や点滴が空になっていることに関する不安が解消されるよう説明し、どのように対処するのか、病室でどの程度待っていただくのか、時間を知らせることが大切です。

●どうすれば、正解？

このケースの課題は、点滴の逆血を訴える患者に対応しつつ、トイレで排泄中の患者の転倒を防止することです。

転倒は時に大けがにつながるので、点滴の閉塞よりも優先するべき課題です。逆血を訴えている患者の不安は強いと推測されるので、まずは点滴ルートの閉塞の有無を観察した後、患者の不安が解消するよう説明し、対処と時間の猶予について話し、病室へ戻ってもらいます。

周囲に看護スタッフがいるなら逆血への対応を依頼し、自分はトイレ介助を行います。看護スタッフがいない場合は、看護補助者などにトイレ介助を依頼し、自分は点滴を更新します。ルートが閉塞している場合は、トイレ介助が終わってから静脈留置針を留置し、点滴を再開します。患者の理解力、認識力にもよりますが、ドアの外には必ず誰かが待機するようにしましょう。

（伊波久美子）

引用・参考文献
1) 三宅祥三：医療施設における療養環境の安全性に関する研究，文献番号200400998B 厚生労働科学研究費補助金 健康安全確保総合研究分野 医療技術評価総合研究，2004年．

関連しておさえておきたい

点滴の更新がある場合の準備と患者への説明

点滴の更新時間は予測できます。速さを調整し、ほかの業務と重ならないようにすることもできます。点滴の更新時間を予測し、空になったり逆血する前に更新すれば、このケースのようなことを避けられます。

また、点滴が空になることや点滴の逆血は、患者の不安をまねきます。あらかじめ何時頃に点滴を更新するのか患者に伝え、点滴の残りが少なくなっても看護師が更新に来ない場合は、コールをしてもらうのもよいでしょう。点滴が少なくなってから歩行すると逆血することがあるので、点滴更新前は歩かず看護師に知らせてもらいます。

第3章 —多重課題に強くなる ケアカンファレンス・シミュレーション—

Case 39　ミキシング台で薬剤を作成していたらナースコールが鳴った．ナースステーションには自分以外にスタッフがいない．

ミキシング台で薬剤を作成

ナースステーションには自分だけ……

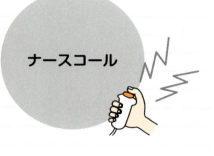
ナースコール

どのように対応する？

優先順位のポイントは次ページ

迷いどころや陥りがちな 行動

　薬剤の作成を中断してナースコールに出るか，薬剤の作成を続けるか迷う場面です．

　とにかく急いで薬剤を作成してしまおう，もしかしたら，その間にほかの看護師がナースコールに対応してくれるかもと考え，ナースコールへの対応が遅くなってしまいがちではないでしょうか．

正しい動き方・考え方とその 根拠

●できごとを評価してみよう

　薬剤の作成は急ぐものでしょうか．いつまでに終了する必要があり，作成に要する時間はどのくらいでしょうか．もし，すでに終了してしまった点滴の追加分なら，早く作成し点滴を更新しなければなりません．

　一方，ナースコールはどのような要件なのかわかりません．緊急事態なのか，それほど急がないものか，それはナースコールに出てみないとわからないことです．薬剤作成が急ぐものであっても，緊急事態の可能性があるナースコールへの対応を後回しにはできません．

●どうすれば，正解？

　まずは薬剤作成を中断し，ナースコールの要件を確認，緊急性があるのか判断しましょう．

　ただし，薬剤作成を中断するときは，どこまで進んだか後からでもはっきりわかるようにする，他人が触れないようメモを置く，再開する際は手順の最初に戻ってはじめから確認するなど，業務中断による間違いを起こさない工夫が必要です．施設によっては「やりかけ」「業務中断中」などのカードをミキシング台や注射トレーに置くなどのルールを決めていることがあります．その場合は手順を守りましょう．

　ナースコールの内容に緊急性があるなら，自ら対応しながら応援を呼びます．緊急を要する状態ではなく，薬剤作成の後で対応できる内容なら，どのくらい待ってもらうのか伝えて対応します．

　このとき，たとえ看護師にとって緊急性のない要件でも，患者がナースコールを鳴らすということはなんらかの対応をしてほしいと思っていることに注意が必要です．「○分ほどお待ちください」と具体的に待ち時間を伝え，長時間待つことがないようほかの看護師に対応を依頼することも考慮しましょう．

（伊波久美子）

⑤コールへの対応・介助

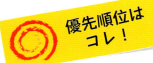

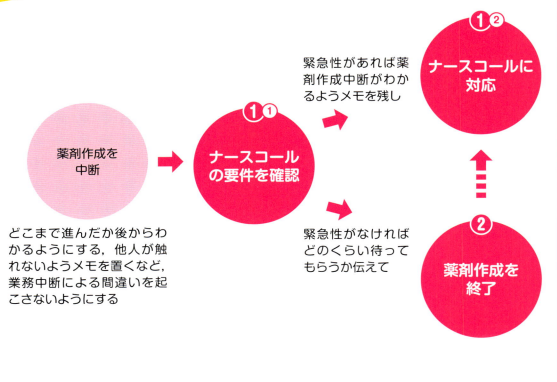

― 関連しておさえておきたい コツ ワザ

業務中断によるヒューマンエラー

　看護師がかかわるヒューマンエラーの要因は，大きく3つあります．多重課題，作業中断，時間切迫です．

　このケースも，薬剤作成とナースコールという多重課題，薬剤作成の中断という2つの要因が絡んでいます．また，急いで薬剤作成をしてナースコールに対応しようと考えると，時間切迫も加わります．ヒューマンエラーが起こる要因が重なり，リスクの高い状況です．

　たとえば，薬剤作成を中断してナースコールに対応し，また薬剤作成の作業に戻ったとしましょう．遅れを取り戻すため急ぐ気持ちから，作業の手順や確認が不確実になり，薬剤の量や種類を間違えやすくなります．

　点滴のミキシング中の作業中断による薬剤関連のミスは多く報告されており，作業を中断することなく最後まで遂行できる環境を工夫することが必要だといわれています．そのため，薬剤師によるミキシングやミキシング中は，ナースコールに出ないというルールを決めるなどの対策を立てている施設もあります．しかし，そのような対策をとっている施設は多くはありません．

　個人の対策として，業務中断は，手順の抜けや集中力の低下などエラーを引き起こしやすいということを認識することが大切です．

第3章 —多重課題に強くなる ケアカンファレンス・シミュレーション—

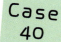

Case 40 受け持ち患者の時間で行う点滴更新が複数ある．
そこに，複数の患者からナースコールが連発した．

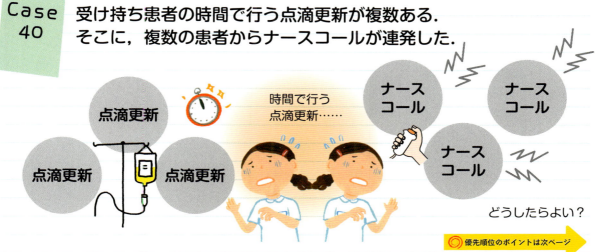

どうしたらよい？

優先順位のポイントは次ページ

迷いどころや陥りがちな　行動

　ナースコールの内容を確認し，優先度を考えて対応しようと考えているうちに，時間が経過し時間点滴が遅れてしまいそうです．時間点滴をできるだけ早く実施してから，それぞれのナースコールの内容に対応すると，緊急対応するべきことへの処置が遅れる危険があります．どうしたらよいのでしょう？

正しい動き方・考え方とその　根拠

● できごとを評価してみよう

1) 薬剤の種類，使用目的から時間点滴が遅れることによる影響を考える

　投与時間が決まっている点滴は，理由があってその時間に投与することになっています．薬剤の血中濃度を一定に保つ，狙った時間に効果を得たい，検査や手術の時間に合わせて投与したいなど，投与時間を決めた理由はさまざまです．

　ルーチンの抗菌薬，維持輸液なら影響は少ないでしょう．手術や検査前に実施する麻酔薬では，遅れると手術時間まで遅れてしまうおそれがあります．投与時間が遅れることでどのような影響が患者にあるのか，アセスメントする必要があります．

2) 複数のナースコールの優先順位を考える

　ナースコールは患者が看護師を呼び出す手段であることはいうまでもありませんが，その内容はさまざまです．緊急度が高い身体の不調の訴え，日常生活上のちょっとしたことの依頼もあります．優先順位を判断して順に対応できる場合もありますが，同時に鳴った複数のナースコールに1人で対応するのは無理です．ほかのスタッフへ応援を依頼する必要があるでしょう．まずはそれぞれのナースコール内容を把握し，優先するナースコール，ほかのスタッフに依頼するナースコールなど優先順位を決定しなければなりません．

　身体的に緊急度の高いものが最優先，次に疼痛に対する処置や排泄などの切迫した生理的欲求，生活上の依頼の順になるでしょう．ナースコールの患者の訴えだけで，単純に判断はできません．本人にとってナースコールがいつでも押せる状態にあるということは，いざというときに対する大きな安心感をもたらします．的確な判断のためには，各患者の疾患，入院目的，今の状態（手術後なのか，検査前なのかなど），認識力，治療内容などいろいろなことを瞬時に思い浮かべなければ判断はむずかしいでしょう．

　看護師1人では判断はむずかしいかもしれません．可能なら，ナースステーション内にいるほかの看護師に一緒にナースコールを聞いてもらうとよいでしょう．

● どうすれば，正解？

　ナースコールの中には緊急度が高くすぐに対応する必要がある可能性があるので，まずはナースコールの内

優先順位はコレ！

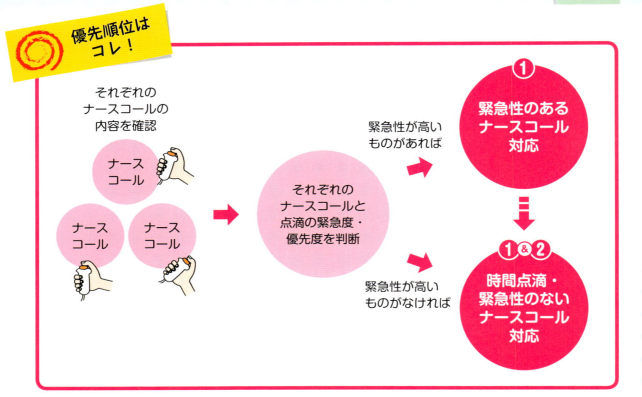

容を確認しましょう．その内容と点滴薬剤の種類などを合わせて，優先度を判断し，ほかの看護師が対応すること，自分がナースコールへの対応の合間に点滴を実施するか，点滴を実施してからナースコールへの対応にするかを決めましょう．

（伊波久美子）

関連しておさえておきたい コツ ワザ
患者にとってのナースコールの意味

　患者にとって，ナースコールがいつでも押せる状態にあること，すぐに対応してくれるということは，大きな安心感を得るものでもあります．

　ナースコールへの対応は，患者と看護師の信頼関係をつなぐものであると考えられます．患者が何を求めているのか，その意味を的確にとらえて対応することで，信頼関係をいっそう深めることもできます．

　対応によっては，不安や不満を感じさせ，信頼関係を失うことになります．看護師にとってはたくさんのナースコールの1つでも患者にとっては唯一看護師を呼ぶ手段なのです．いつも，そのことを忘れないようにしましょう．

関連しておさえておきたい コツ ワザ
ほかのスタッフに協力を依頼すること

　看護師は複数の患者を受け持ち，一日のケアを計画的に進めますが，その間もナースコールが鳴り，医師から指示が出たり，他の患者から呼ばれたり，面会の方から声をかけられたり，電話に出たりと，あれもこれもしなければならない，多重課題を抱えています．他の看護師も同じように忙しいと業務の協力や依頼をしづらいと感じるのはもっともですし，理解できます．自分の能力がないからほかのスタッフに依頼することになったと考えると，ますます依頼しづらくなってしまいます．

　しかし，多重課題には，どんなに優先度を考えてすばやく対応しても，1人では無理なこと，1人で行うことがかえって患者を危険にさらすことになることがあります．患者の安全のために，勇気をもって他スタッフに業務を依頼することが大切です．

⑥ 呼び出し（検査・リハ・手術）

Case 41

手術時間の延長で，夕方の検温中に手術室から呼び出しがあった．

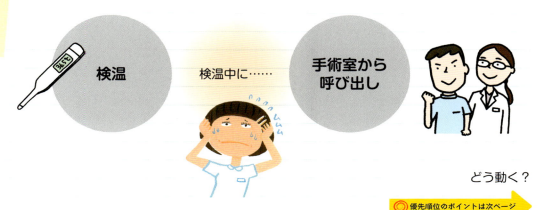

どう動く？

 優先順位のポイントは次ページ

迷いどころや陥りがちな　行動

　夕方の検温の最中に，別の業務が重複するのは，気持ちのうえで負担になります．業務中断は，医療安全の面においても，漏れや実施忘れなどリスクの増大につながります．そもそも，夕方の検温時はやらなければならない看護業務がたくさんあるので，検温が中断されると担当する複数の患者ケアに影響することになります．

　夜勤の看護人員の状況や，回復室である程度の時間であれば手術室で待ってもらうことができる場合など，施設の状況によってもベストな選択は異なるかもしれませんが，担当看護師が対応しなければならないことを想定して考えてみましょう．

　夜勤業務時，看護業務の順序を組み立てず行き当たりばったりで検温のラウンドを開始してしまうことがあるかもしれません．そんなとき，手術室の呼び出しがあり対応したら，術後の観察やケアに多くの時間を要したために，検温中に実施すべきであった観察や薬剤の投与が大幅に遅れてしまう，患者の病状変化を見逃す，患者のスケジュールが遅れるなどの影響を及ぼすおそれがあります．あるいは，予定や計画が狂うことで，パニック状態になってしまい，その後の業務全体に影響してしまうかもしれません．

正しい動き方・考え方とその　根拠

● できごとを評価してみよう

1）優先度の高い患者から検温を行う

　夕方の検温と手術室の呼び出しが重複したらどうするか，重複しても影響が最小限になるよう看護業務の順序を組み立てておく必要があります．手術室からの呼び出しは，患者生命への影響が大きいことを表し，すぐに対応する必要があります．

　また，帰室後は術後ケアが集中します．そのため，手術時間の延長で手術室からの呼び出しが予測される場合，優先度の高い患者から検温を行う必要があります．また，手術時間の延長している患者の帰室時間が何時頃になるのか，術中経過記録や医師などから情報を得て，ある程度の予測を立てておくことも重要です．

2）術後の患者はケアが集中する

　手術室から帰室した患者は，たくさんの観察ややらなければならないケアがあります．患者のバイタルサインを確認し，呼吸音を聴取し，尿量の異常がないかを観

優先順位はコレ！

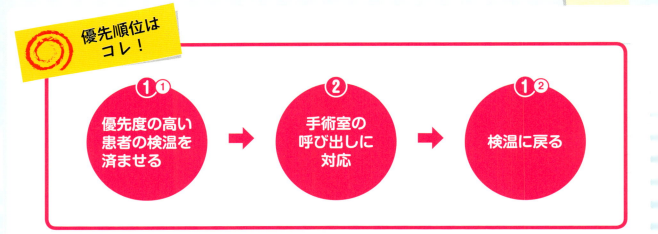

察します．また，ドレーン排液の性状や量に異常がないかを確認し，患者に装着されているチューブやルート類を確実に固定する必要があります．また，手術後の患者の意識レベル，覚醒状況，排痰が可能であるかをアセスメントしなければなりません．手術中待機していた家族への説明や対応も必要になります．

これらのことだけでも，30分，場合によっては1時間程度の時間が必要となります．手術時間が予定よりも延びているということは，何か術中に予測外のできごとが起きたと考えられます．また麻酔時間も延長しているので，その場合はさらに術後患者へのケアの優先順位は高くなります．

●どうすれば，正解？

手術室の呼び出しがあれば，その後しばらくは術後ケアに集中する必要があるので，それまでに優先度の高い患者への検温を済ませておく必要があります．

夕方の検温は，病床数や入院患者の重症度やケアの必要度にもよりますが，おおむね1時間から1時間半程度かかる場合が多いのではないかと思います．検温中やその時間に行う看護業務は，フィジカルアセスメント，創部の観察や皮膚状態の観察，ルート類の確認，治療や処置が指示通り確実に行われているかの確認，夕方ぶんの内服薬の配薬，食前薬の投与，点滴量の確認と滴下速度の調整，そして患者とのコミュニケーションなど多岐にわたります．優先的にラウンドをしておくべき患者を確認し，先に検温を行う必要があります．

（吉田紀子）

関連しておさえておきたい コツワザ

夜勤前の看護業務の組み立て

夜間の看護業務では，スタッフの人数が減るため，受け持つ患者の人数は多くなります．また，手術からの帰室のほかにも，緊急入院，急変，転倒・転落，不穏，せん妄など，予測が立ちにくいことへも対応しなければなりません．そのため，看護業務の組み立てをしっかり計画したうえで夜勤業務を開始する必要があります．

患者の情報収集をしたら，どのように業務を行うか，タイムスケジュールを立てたうえで業務を開始します．治療や処置にかかわる業務や重症患者の観察など優先度の高い業務を先に行う，精神的な支援が必要な患者がいる場合には，業務を気にせずに話を聞くことができるタイミングにラウンドするなど，計画的に看護業務を組み立てることが重要です．

第3章 —多重課題に強くなる ケアカンファレンス・シミュレーション—

Case 42

9：00に受け持ち患者Aさんの点滴を実施する指示があった．受け持ち患者Bさんは「午前中時間未指定」で造影CT検査が予定されている．Aさんの点滴を投与する前に，Bさんが造影CT検査に呼ばれてしまった．

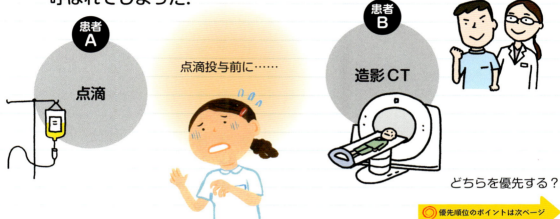

どちらを優先する？

優先順位のポイントは次ページ

迷いどころや陥りがちな 行動

　日勤業務が始まり，いざ業務を始めようとしたところで，Aさんの点滴とBさんの造影CTが重なってしまいました．造影CTの準備には，書類の確認や患者への説明，静脈ルートの確保，搬送，と約30分程度時間が必要であり，検査開始30分前に呼ばれるシステムです．

　このような場面では，すぐに対応できるAさんの点滴を終わらせてしまいたいと考えがちではないでしょうか．または，Aさんの点滴を誰かにお願いしようと思っても，日勤業務は始まったばかりで誰もが忙しく働き始めるこのタイミングでは，簡単にはお願いできない状況ではないでしょうか．

正しい動き方・考え方とその 根拠

●できごとを評価してみよう

　Aさんに投与する予定の時間指定薬は，輸液よりも抗菌薬や何らかの治療薬である可能性があります．治療薬の中には，一定時間に投与することで血中濃度を維持し，治療効果を狙うため，できる限り指定時間に忠実に投与することが望ましいとされるものがあります．

　一方，Bさんの造影CT検査は，検査の一定時間前から食事や飲水を制限したり，あわせて内服も中断している場合もあり，検査の遅れは避けたいところです．さらに，画像検査は一般外来患者と並列で実施する場合もあり，すこしの時間の遅れがほかの患者にも影響する場合もあります．

●どうすれば，正解？

1）Aさんの点滴がどういう作用の薬剤なのか再確認する

　このケースでは，患者への影響や関連職種との調整が必要なBさんの造影CTを優先した対応が求められます．そしてBさんの対応を優先するということは，Aさんの点滴投与が遅れてしまいます．よって，Aさんの点滴が時間をずらして投与可能な薬剤であるのかどうか，先に確認しておきましょう．

⑥呼び出し（検査・リハ・手術）

123

優先順位はコレ！

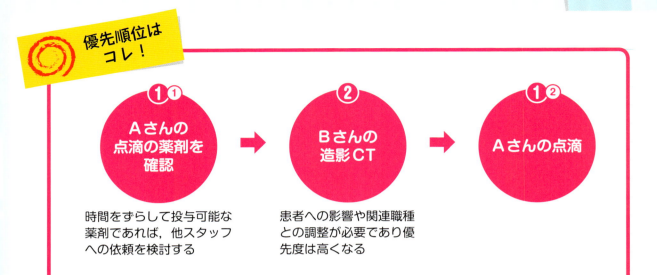

時間をずらして投与不可な薬剤であれば，同一勤務者に依頼し投与してもらうことも検討します．また，時間をずらして投与可能な薬剤であれば，Aさんに事情を説明します．患者にも1日の予定はあります．無断で変更することのないように配慮しましょう．

2）Bさんの造影CT検査を受ける準備をする

Bさんの造影CTの準備にかかる時間を考えましょう．造影CTの場合，同意書の確認や患者への説明と，検査室への搬送など，ある程度の時間を確保する必要があります．このケースでも，30分前に連絡があるということから，30分後にはCT室に到着するよう逆算した行動が必要です．

3）多重課題を避けるための行動計画を考える

そもそも論になりますが，受け持ち患者に9時の点滴と午前中に時間未定の検査予約があった場合，どのように行動すれば多重課題を避けることができるかをふまえて行動計画を考えましょう．時間未定の検査予約は，病棟側で調整ができません．いつ呼ばれてもよいように，書類の確認や準備物品など，あらかじめ準備しておくとよいでしょう．

また，9時は夜勤者との勤務交代直後となるため，9時の点滴は夜勤者が実施するという部署もあります．病棟業務の流れの中で，どのようにすると安全で確実なのか，事前調整が可能なケースですね．

（小幡祐司）

 関連しておさえておきたい コツ ワザ

造影剤でのアレルギー反応

造影剤は，アレルギー反応を引き起こす危険性の高い薬剤でもあります．その症状は，気分不快でおさまるものから，呼吸困難を生じ，救急処置が必要になる場合もあります．

その場合，検査を受けた患者の対応が最優先となりますので，ほかの患者の点滴や処置は，他看護師へ依頼することになるでしょう．

その危険性を忘れることなく，余裕をもって患者に対応できるよう，日々の業務整理とタイムスケジュールを組み立てるよう心がけましょう．

表　アナフィラキシーの症状

前駆症状	気分不快感，違和感，口唇・四肢のしびれ，心悸亢進
全身症状	呼吸困難，かゆみ，紅斑，喉頭浮腫，気管支痙攣，頻脈，血圧低下，蕁麻疹，顔面蒼白，意識消失，気道閉塞，喘鳴，紫斑，下痢

第3章 —多重課題に強くなる ケアカンファレンス・シミュレーション—

Case 43 受け持ち患者の採血に回っていたら，Aさんのリハビリに呼ばれた．

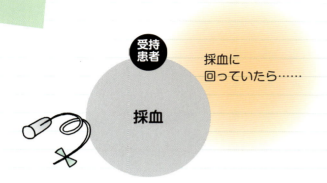
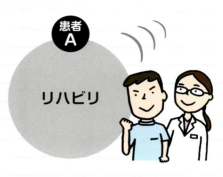

どちらを優先する？

優先順位のポイントは次ページ

迷いどころや陥りがちな 行動

　採血やリハビリテーションの呼び出しは，あらかじめ計画されていることが多く，予定に合わせてケアの順序を組み立てているのではないかと思います．

　採血に回り始めていたので，あと1人だけ採血してしまおうと継続していたら，思いのほか血管が細くて予定以上に時間がかかってしまい，リハビリテーションに大幅に遅れて，リハビリテーション室から催促されてしまうこともあるのではないでしょうか．

　または，呼び出されたので慌てて先にリハビリテーションに行ったら，「採血に来ると言われたから自室で待機していたのに，いつまで経っても来なかった」などと患者に言われてしまうかもしれません．予定していたケアの順序を変更する場合には，それをどのように周囲に伝えておくかも大切になります．

　採血とリハビリテーションでは，どちらの優先度が高いのでしょうか？どちらかを優先させた場合，遅らせたほうの影響は，どのようなことが考えられるでしょうか？

正しい動き方・考え方とその 根拠

●できごとを評価してみよう

　採血とリハビリテーションという2つの看護業務についての優先度を考慮する際は，時間を守る必要性の度合いやその看護業務にかかる時間，遅れた場合の患者やほかの職種への影響などを考慮し，どちらの業務を先に行うか判断します．

1) 急ぐ採血かどうか判断

　採血は，患者の病状とその検査項目の意味を考え，時間通りに採血をしなければならないかどうかを判断する必要性があります．

　患者の病状が変化しており，一刻も早く検査データを知りたい場合は，急いで採血をする必要があります．また，投与薬剤の血中濃度を確認する場合や，抗菌薬投与前の培養検査などは，指定時間通りに採血することが重要になります．

　採血は，短時間で終わる業務ですが，血管が細い場合や，患者に説明する時間，止血確認する時間も考えると，時間的余裕を考慮する必要があります．

2) リハビリは遅れると患者を待たせてしまう可能性がある

　患者が1日の間に受けることのできるリハビリテーションは，1単位20分で，疾患や状態，病状によって上限の単位数での診療報酬上の算定が定められており，その範囲内でリハビリテーションのスケジュールが組ま

⑥呼び出し（検査・リハ・手術）

125

優先順位はコレ！

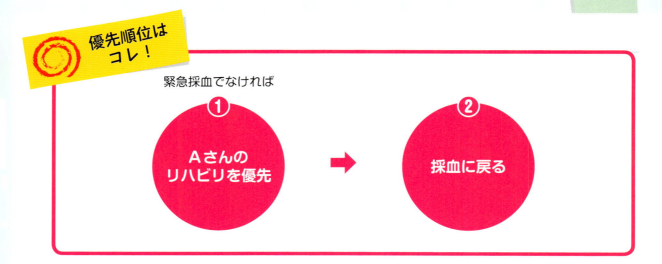

緊急採血でなければ
① Aさんのリハビリを優先 → ② 採血に戻る

れています．また，多くの患者がリハビリテーションを受けるので，それぞれの患者がリハビリテーションを受けられる時間は決まった時間になります．

スケジュールによっては，リハビリテーションに遅れると，Aさんのリハビリテーションの時間が短くなってしまう，またはAさんの次にリハビリテーションを予定している患者を待たせてしまうことになりかねません．

● どうすれば，正解？

採血の検査項目に，時間を守る・緊急で採血する必要性が高いような検査内容の場合でなければ，リハビリテーションの時間を優先した業務の順序を組み立てるほうがよさそうです．

看護業務の順序を変更し，指定時間から遅れてしまった場合に考慮しなければならないのが，対象者やほかの関係者への影響です．採血であれば，採血を待っていた患者や，採血結果を確認したい医師などが，時間が変わったことによる影響を受けるといえるでしょう．また，リハビリテーションに遅れてしまう場合には，必ずリハビリテーションセンターに，遅れてしまう旨と，何分くらい遅れてしまうのかを連絡して，その対処方法を相談しておく必要があります．

（吉田紀子）

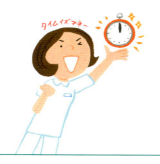

―― 関連しておさえておきたい

リハビリテーションの進捗状況や目標の共有

療法士が実施するリハビリテーション時間は，1日のうち最大でも合計6単位（120分），場合によっては9単位（180分）と所定の診療報酬が決まっており，その範囲でリハビリのスケジュールが組まれます．リハビリテーションの時間は，1日の中では短い時間であり貴重な時間です．患者がリハビリテーション室でリハビリを実施している間は，看護師は別の業務をしているので，具体的なリハビリの進捗状況や課題はみえにくいかもしれません．しかし，安全かつ順調なリハビリのためには，多職種連携が不可欠です．

リハビリテーションのカンファレンスやリハビリテーションセンターへの送迎などの機会を活用し，患者のリハビリテーションの進捗状況や，目標の共有，把握ができるように努める必要があります．

⑦ 入退院・転棟

Case 44

転棟時間直前に，オムツ交換が必要な状態を確認．

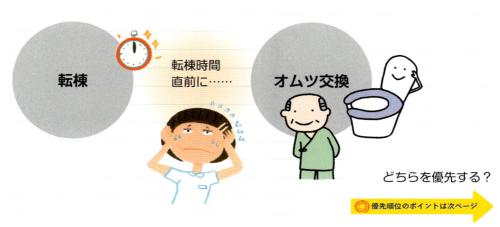

どちらを優先する？

◎優先順位のポイントは次ページ

迷いどころや陥りがちな 行動

　転棟時は，転棟先の病棟の看護師や主治医などとともに，転棟時間の調整をします．転棟時間が遅れれば，その後の看護業務に影響しますし，転棟先の担当看護師の看護業務にも影響が出てしまいます．そのため転棟する際に患者の排泄が重なってしまった場合，時間を守ることを優先させてしまう気持ちが起こりやすいのではないでしょうか．

　しかし，患者に我慢をしてもらい先に転棟をした場合，どのような影響が考えられるでしょうか．

正しい動き方・考え方とその 根拠

●できごとを評価してみよう

1) 患者の尊厳を損なわない配慮を

　オムツ交換は，患者の生命への影響は低いので，「すぐに交換すべきである」とわかっていても，後回しになりやすいかもしれません．しかし，排泄物を付着したままにされるのは，非常に不快ですし，尊厳を損なう行為であることを忘れてはいけません．オムツ交換を後回しにすると，患者からも信頼されないでしょう．

　患者の生命や病状の安定，安全確保のためにやむを得ない場合を除き，オムツ交換はすみやかに行うべきです．

2) オムツ交換のタイミングが皮膚障害の原因に

　尿失禁や便失禁のある患者の場合，看護師がオムツ交換をするタイミングにより，尿や便などの排泄物が皮膚に接触したままになることで皮膚トラブルを引き起こすなど，患者にとって害のあることが多くあります．尿の場合は，オムツ内の水分が過剰になり，皮膚が浸軟しバリア機能が低下します．便の場合，便には水分や腸管粘膜，食物残渣などが含まれており，下痢便の場合には消化酵素なども含まれるので，皮膚にとっては刺激になり，びらんなどの皮膚障害の原因となります．

3) 転棟に伴う看護業務も多い

　もし，オムツ交換を先送りした場合，転棟先の病棟で，すみやかにオムツ交換をしてもらうのは可能でしょうか．

　転棟にかかる移送時間の他に，その後も，ベッドへの移動や患者の全身状態を把握するためにモニタ装着，バイタルサイン測定，フィジカルアセスメントを行うことが重視されます．また，申し送りもあり，指示通りに点滴や薬剤が投与されているかを確認することが重要です．

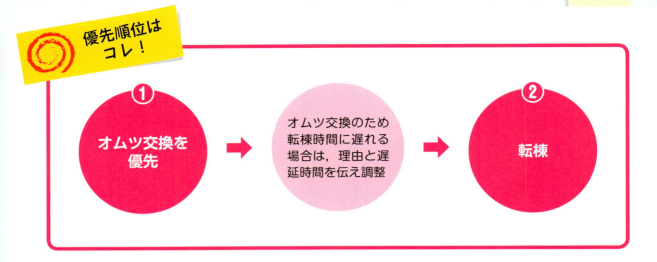

　転棟のための移動中は，病室のように設備が整っていない状況での移動となるので，まずは全身状態の変化がないか確認する必要があります．転棟に伴い，おおむね30分程度は，優先度の高い看護業務が多くあるので，さらにオムツ交換が先送りになるかもしれません．

4）転棟時間に遅れる場合は連絡する

　では，オムツ交換のために転棟時間に遅れてしまう場合，どのような影響が考えられるでしょうか．転棟先の看護師は，患者が転棟する時間に備えて看護業務を調整しています．そのため，転棟時間から遅れてしまいそうな場合には，その理由と，どのくらいの時間遅れてしまうのかを明確に伝える必要があります．

　患者にとっても，転棟先の看護師にとっても，気持ちよく転棟できるように調整することが重要です．

● **どうすれば，正解？**

　何より，オムツを装着し，排泄物が付着したまま過ごすことを強いられるのは，患者の尊厳を損なうことになります．そして，尿や便が付着したまま我慢するという状態は非常に不快なことです．

　以上の点をふまえると，患者にとっての最善を考えれば，オムツ交換を先延ばしにすることは避けなければなりません．

（吉田紀子）

関連しておさえておきたい

移動時はどんなことに注意する？

　転棟時などの移動中は，医療設備も整っていない状況なので，患者の変化に対応するのが病室にいるときよりも困難になります．

　たとえば，移動中にトイレに行きたくなったら，痰が出たら，姿勢を保持しているのがつらかったら，あるいはバイタルサインが変化してしまったら，などなど，ベッドサイドではすぐに対応可能なできごとが，移動中ではむずかしくなります．

　そのため，転棟時間を目指して患者のコンディションを整えておくことが重要になります．患者が保持していられる安楽な体位を確認しておく，排痰や排泄への対応をしておくなど，事前の準備をしっかりしておくことが，患者に負担をかけずに移動するうえで重要です．

> **転棟を目指して患者のコンディションを整えよう**
> ・排泄
> ・排痰
> ・姿勢は保持できるか
> ・バイタルサイン

> 患者に負担をかけないよう準備しよう

Case 45

受け持ち患者のAさんが，ICUから一般病棟へ転棟（転出）することになった．しかし，緊急入院のBさんが入室することとなり，自分が受け持つ（入院対応する）こととなった．

⑦入退院・転棟

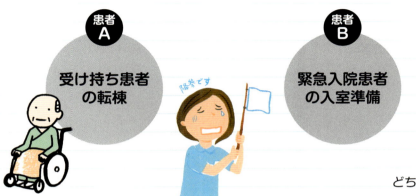

どちらを優先させる？

優先順位のポイントは次ページ

迷いどころや陥りがちな　行動

受け持ち患者のAさんが一般病棟へ転棟するまで回復したことにホッとするのも束の間，決められた退室時間までに点滴の更新やケア，Aさんの荷物や指示の確認，退室サマリーの記載など，行うべきことは多いです．

このような状況で，緊急入院のBさんを受け持つことになりました．すでにAさんの転棟時間は決まっているし，Bさんの緊急入室までの時間的猶予も少なく，どちらを優先しようか悩むところだと思います．

ここでは，「Aさんの転棟時間を変更してほしい」と考えがちではないでしょうか．しかし，転棟時間を変更するだけでスムーズに進むでしょうか？

正しい動き方・考え方とその　根拠

●できごとを評価してみよう

1）受け持ち患者の一般病棟への転棟

Aさんは，一般病棟に転棟するという状況から，状態が安定・回復に向かっていることが予測されます．しかし，Aさんの転棟時間を後にすれば，緊急入室の処置に追われたときにAさんへの対応がおろそかになり，不満が大きくなることが予測されます．一方，予定の退室時間を早めれば，ICUから追いだされたという感じを与えてしまう場合もあります．そのため，心理面に配慮しながら退室準備を進めていくことが求められます．

また，転棟時に指示やサマリーなどの申し送りが十分に行われないと，Bさんの緊急入室を受けている最中に病棟看護師から確認の連絡が入り，さらなる多重課題を引き起こす場合もあります．十分に準備を行って申し送ることが重要です．

2）緊急入院後には処置やケアが続く

Bさんは，緊急入院でICU治療が必要な状況です．Bさんの詳しい状況はわかりませんが，状態が切迫している可能性が高いため，すみやかにICUに入室し処置を行う必要があります．

さらに，ICU入室後は絶え間なく処置やケアが続き，患者・家族対応を行うことが予測されます．

●どうすれば，正解？

1）リーダー看護師にタイムスケジュールを確認

まず，転棟時間と緊急入室の時間を確認します．緊急入室や退室は，医師やICU看護師，外来看護師，病棟看護師，入室や退室を待っている患者など多くの人がかかわるため，タイムスケジュールを明確にする必要があります．主に他部署との連絡調整はリーダー看護師が担うことが多いため，リーダー看護師にタイムスケ

129

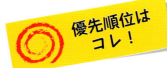

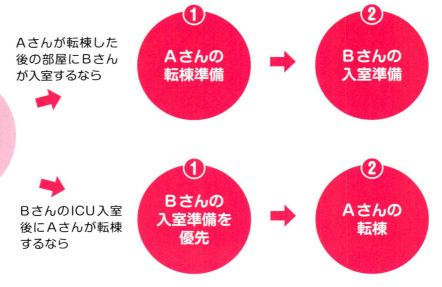

ジュールを確認しながら準備を進めていきます。

ICUが満床で、Aさんが転棟した後の部屋にBさんが入室するのであれば、すみやかにAさんの転棟準備を進める必要があります。そして、転棟後すぐにBさんが入室できるように、他の看護師の協力を得ながら必要と考えられる処置の準備を行います。

2）転棟が後になるなら、Aさんの心理面に配慮する

一方、BさんのICU入室後にAさんが一般病棟に転棟するのであれば、Bさんの入室準備と情報収集を最優先に行います。

しかし、Bさんの入室後処置が続いている状況でも、Aさんへの対応や退室準備がおろそかにならないように注意する必要があります。ICUから一般病棟へ転棟する

ことを回復していると肯定的にとらえる患者もいますが、十分に回復していない状態で一般病棟に戻って大丈夫なのか、と不安に思う患者もいます。そのため、心理面にも配慮してかかわる必要があります。

また、Aさんの転棟準備でまだ終わっていないことを明確にしておくと、Bさんの対応中であっても忘れることなく実施でき、ほかの看護師へ依頼する際もスムーズです。

（大矢 綾）

関連しておさえておきたい

入室・退室の際の注意点

入室や退室が重なると、多くの人がかかわることになります。しかし、それぞれが目の前の仕事を思いつきで行えば、仕事に漏れが生じやすくなります。

そのため、役割分担を明確にし、お互いにコミュニケーションをとりながら進めていくことが重要です。

また、Aさん、Bさんとも担当看護師は自分であり、最終責任者であることを常に認識しておくことが、多くの人がかかわる際の漏れをなくすための大切なことだと思います。

第3章 —多重課題に強くなる ケアカンファレンス・シミュレーション—

⑦入退院・転棟

Case 46 退院する患者が退院直前に気分不良を訴えている．家族からも「大丈夫なんですか？」と何度も質問される．点滴の更新や定時で行う抗菌薬投与など時間が決められた処置もある．

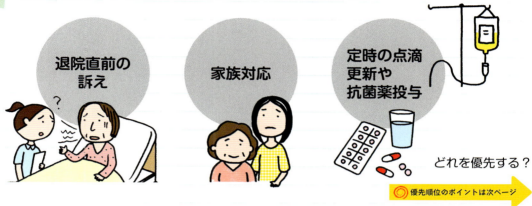

退院直前の訴え　　家族対応　　定時の点滴更新や抗菌薬投与

どれを優先する？

優先順位のポイントは次ページ

迷いどころや陥りがちな 行動

　通常，退院は午前中であるため，日勤看護師のタイムスケジュールは，入院患者の処置やケアを中心に計画を立てているのではないでしょうか．
　退院直前に気分不良を訴える患者は気になりますが，点滴の更新や定時の抗菌薬投与が遅れると，その後の処置やケアの時間まで遅れてしまいます．さらに，家族が何度も質問を繰り返している様子から，家族対応にも時間を要することが考えられます．

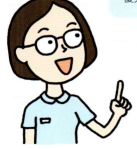

気になる退院直前の気分不良の訴え，何度も質問してくる家族，時間が決まっている点滴更新と抗菌薬投与，どれを優先する？

正しい動き方・考え方とその 根拠

●できごとを評価してみよう

1) 症状によって退院が再検討される場合もある

　はじめに，退院する患者の気分不良の程度を評価する必要があります．入院中からみられていた症状で，かつ退院後にも予測されている症状であるなら，患者とその家族が退院後に自己対処できるように，説明しながら対応を行います．
　退院後のセルフケア能力を高めることは，療養生活を安心して送ることにつながります．しかし，新たな症状出現であったり，気分不良の随伴症状やその原因によっては退院が検討される場合もあります．まずは症状の見極めが必要です．

2) 家族の訴えの理由を考える

　時間で決まっている点滴の残量がわずかであり，すぐに更新しなければならない状況や，抗菌薬の血中濃度（TDM）測定を行う状況では，定時の点滴更新や抗菌薬投与の優先順位は高くなります．それでも，気分不良を訴えている患者の症状評価を行う時間的猶予はあるはずです．
　さらに，生命の危機という視点から考えると，家族対応は最優先ではありませんが，家族が何度も質問している理由を考えて対応することは重要です．
　家族は，退院直前に気分不良を訴えている患者を心配しているのはもちろんのこと，「この状態で退院した

TDM：therapeutic drug monitoring，治療薬物モニタリング

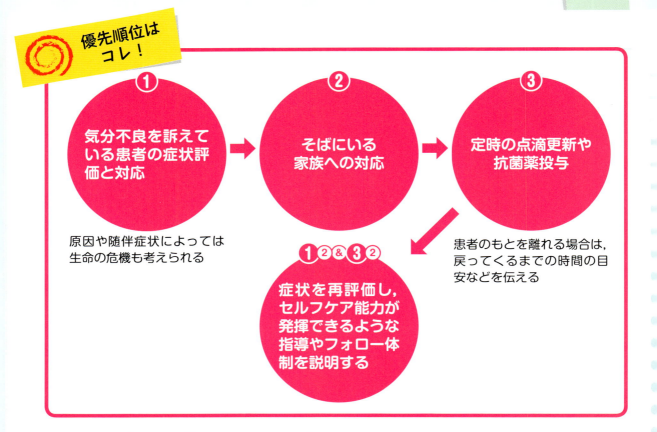

ら家族として対応ができるのか」という不安もあって何度も質問しているのかもしれません．

● どうすれば，正解？

　最優先に行うことは，退院直前に気分不良を訴えている患者の症状評価です．新たな症状出現であり，気分不良の随伴症状やその原因によっては生命の危機も考えられ，ただちに対応が必要となります．

　しかし，入院中からみられていた症状で，かつ退院後にも予測された症状であるのならば，症状緩和の対応を行います．たとえば，指示の内服薬を使用することを伝え，内服してもらいます．

　その後，ほかの患者の点滴更新や定時の抗菌薬投与を行います．退院直前の患者とその家族の精神面に配慮し，そばを離れる前には，看護師が再度戻ってくる目安の時間や，薬の効果がみられるまでのおおよその時間などを伝えます．

　また，点滴更新や定時の抗菌薬投与後には，退院直前の患者の症状を再評価するだけにとどまらず，退院に対する患者とその家族の思いを引き出し，セルフケア能力が発揮できるような指導やフォロー体制の説明なども必要であると思います．

（大矢 綾）

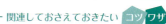

家族もそばにいる状況だからこその退院指導

　このケースのように，退院直前の症状の訴えは，退院時間も迫っている状況のため，早急な対応が迫られます．しかし，ご家族もそばにいる状況は，まさしく「ピンチはチャンス」です．

　退院後の生活や症状対応を見据えて退院指導を行っているとは思いますが，患者と家族ともに対応方法を説明しながら対処することでより理解が深まり，患者・家族が求めている具体的な指導が行えます．ルーチン業務がすこし遅くなっても，その後のタイムスケジュール管理で挽回はできますが，退院患者の対応は，退院したら挽回はむずかしいですよ．

⑧ 患者対応・家族への対応

Case 47

定時点滴の投与に向かう途中，担当ではない患者に呼び止められた．

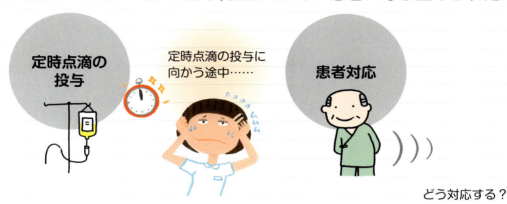

どう対応する？

優先順位のポイントは次ページ

迷いどころや陥りがちな 行動

このケースのように，担当ではない患者に呼び止められると，「担当看護師ではないからよくわからない．責任を持てないから」と，対応に及び腰になりがちです．

また，担当患者の定時点滴の時間が遅れると，その後の処置やケアも遅れることが予測されます．さらに，定時点滴投与の時間が迫っている状況では，いっそう気が焦ってしまうことでしょう．そのため，日ごろから病棟内を急ぎ足で歩き，自然と「私は忙しいから呼び止めないで」オーラを出して仕事をしてはいませんか？

正しい動き方・考え方とその 根拠

●できごとを評価してみよう

担当患者の定時点滴の投与時間が遅れると，その後の処置やケアに影響を及ぼすことも考えられます．しかし，呼び止めた目の前の患者の訴えの内容を確認し，それから優先順位を考える時間はあるはずです．

患者が担当ではない看護師を呼び止めるには，何かしらの理由があるのかもしれません．たとえば，担当看護師に何度も依頼しているのに，まだ解決せずに苛立ちを募らせている状態なのかもしれません．その場合には「担当でないから……」「ちょっとお待ちください」という対応は，患者の苛立ちを助長させてしまいます．

あるいは，胸が苦しい・気分が悪いなど，担当看護師を呼ぶ時間がないほど切羽詰まった状態なのかもしれません．その場合には，優先順位が必然的に高くなります．まずは，患者の訴えの内容を確認する必要があります．

●どうすれば，正解？

まずは，呼び止められた患者の訴えの内容を確認します．

担当ではない患者の状態が，状態変化に伴うものであるのならば優先順位は高く，すぐに応援を呼び，対応が必要です．

しかし，状態変化に伴うものではなく，呼び止められた内容が担当看護師でないと対応が困難な内容であれば，患者に説明し，担当看護師に患者の訴えの内容や時間的猶予を伝え，定時点滴の更新を行います．担当看護師へ伝えた後も，伝えた内容が確実に実施されたのか確認すると，伝達によるすれ違いがなくなるでしょう．

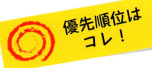

優先順位はコレ！

①-1 呼び止められた患者の訴えを聞き、内容を確認・評価する

→ 状態変化に伴う緊急のものであれば → **①-2** すぐに応援を呼び対応 → **②** 定時点滴へ

→ 緊急を要する状態でなければ → 患者に説明および担当看護師に訴えの内容や時間的猶予を伝える → **②** 定時点滴へ

また、氷枕を換えてほしいなど、担当看護師でなくとも対応ができ、かつ時間的猶予もある内容であれば、定時点滴の後に対応を行ってもよいでしょう。その場合でも、患者にはどのくらい時間がかかるのか目安を伝えることが必要です。

（大矢 綾）

患者の要望が定時点滴の後に担当看護師でなくても対応できる場合は、どのくらい時間がかかるか目安を伝えたうえで対応しましょう

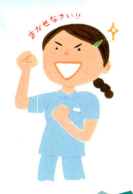

関連しておさえておきたい コツ ワザ

自分が業務に要する時間を把握しておく

定時点滴の更新というルーチン業務は、入職・配置換え間もない場合には時間がかかるものです。また、経験が少ない処置やケアも、必然的に時間がかかります。

「患者を待たせているから」と気がそぞろになり、安全に実施できない状況になる可能性があるなら、患者に依頼されたことを先に済ませ、余裕を持って安全確実に実施できたほうがよいのかもしれませんね。

自分がルーチン業務にどのくらいの時間を要するのかを日ごろから把握しておくことは、多重課題になった際の優先順位を判断するための1つの材料になると思います。

第3章 —多重課題に強くなる ケアカンファレンス・シミュレーション—

Case 48

17時30分．夕方の検温中，1人の患者が，初めての抗がん薬治療が不安であると語りはじめた．10分ほど傾聴していたが，今までの経過や家族のことなど，話したいことがたくさんある様子．検温はまだ10名ほど残っており，18時が夕食の配膳時間である．

⑧患者対応・家族への対応

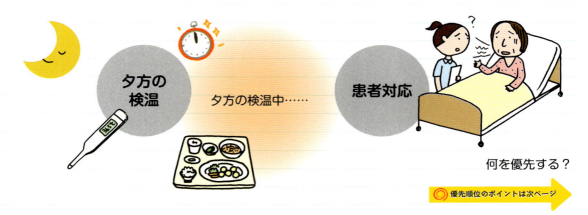

何を優先する？

優先順位のポイントは次ページ

迷いどころや陥りがちな 行動

　夜勤帯のちょうど忙しい時間帯，夕食の配膳時間までに患者の検温を済ませたいと思ってタイムスケジュールを立てるのではないでしょうか．

　しかし，現場ではこのように，想定外に患者の話が長くなることがあります．この状況では，あとどれくらい時間が必要なのか予想がつきにくいため，いったん話を中断して検温に回りたい，と考えがちではないでしょうか？

正しい動き方・考え方とその 根拠

●できごとを評価してみよう

　まず，語り始めた患者の背景を考えてみましょう．がん患者であり，かつ初めての抗がん薬治療で入院しています．患者はがんと告知され，抗がん薬治療を行うまでに，さまざまな精神的葛藤を体験しているということを理解する必要があります．

　この場合，初回の抗がん薬治療という未知の体験に対する不安により，精神的危機状態に陥っている可能性があります．患者の心情を考えると，そのまま話を傾聴することが優先されるでしょう．

　配膳前の30分という限られた時間にすべき看護行為・できる看護行為を考えると，この場合，必ずしも受け持ち患者全員の検温を行う必要があるでしょうか．しかし，夕食配膳の前までに行わなければならない血糖測定や食前薬の内服など治療にかかわる優先順位の高い看護行為がある場合は，これらを優先させる必要があります．

●どうすれば，正解？
1）夕食前に行う必要がある看護行為があるかどうか

　夕食配膳前に行わなくてはならない看護行為がある場合に限り，それらを優先する必要があるでしょう．しかし，とくにないようであれば，患者の話をそのまま傾聴することを優先するべきでしょう．これは，検温は食後に行っても患者への影響は少ないからです．

　夕食前に行わなくてはならない看護行為があるから，あるいは，あと10名の検温が残っているからといって，「ほかの患者に呼ばれているので」や「また，後ほど伺いますね」とそっけなく患者の話を中断してしまうのは避けたほうがよいでしょう．

2）抗がん薬治療を受ける患者の心理状態を理解する

　初回の抗がん薬治療を受ける患者の心理状態を理解し，危機的状況にあることを念頭に置いたかかわりが必要です．おそらく，がんという病気に対する思いや抗がん薬治療に伴う副作用の知識や対処法など，相談できる

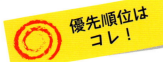

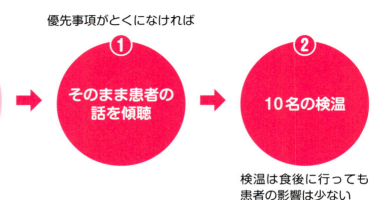

相手がほしいというニードが高いと考えられます．そのため，話を傾聴し，「○○なことについて，不安に感じておられるのですね」「○○について，知りたいと思っておられるのですね」と患者の思いを代弁したり，言葉を繰り返したり，共感的態度を示しましょう．

抗がん薬治療に伴う副作用などの知識は，しっかりとした情報提供を行うことが望ましいです．薬剤師や専門・認定看護師による専門的な介入が必要な状況であれば，後日，時間調整を行うことを提案してもよいでしょう．

不安を抱えている患者にとって，感情を表出すること自体，エネルギーが必要です．「○○さんの思いを聴かせていただいてありがとうございます」「お話したくなったら，いつでもおっしゃってください」など，看護師がよりどころとなることを最後に添えると，患者との信頼関係も築きやすいでしょう．

(中村美穂)

アギュララとメズィックの理論の活用

心理的危機状態に陥った方の危機理論のひとつに，アギュララとメズィックの理論があります．この理論では，均衡状態を維持している心理状態に，何らかの負荷（今回の場合はがんの告知）が加わった場合，危機状態に陥ることなく均衡状態を取り戻すために，どのような支援が必要なのかということについて述べています．

その過程には，3つのバランス保持要因があります．最初は「認知の歪み」といい，物事を正しく理解しているか否かが重要となります．たとえば，「がんの告知を受けた＝死」ではないのに，もう死んでしまうという認識を持っていたとしたら，まずはその認知の歪みを修正するようにしなければなりません．

そのほか，その方の持っている「ストレスコーピング」の手法が，情動的なのか問題解決思考なのかを理解し，効果的に発揮されるような支援や，家族や社会資源など全般的な「社会的支援」を十分に整えていくことによって，危機回避ができるとされています．

Case 49

18時．Aさんにオムツ交換を依頼され準備していたら，Bさんの家族から「今日の様子はどうでしたか？」と，とても不安そうに尋ねられた．もう夕食を配膳しなければならない時間である．

⑧患者対応・家族への対応

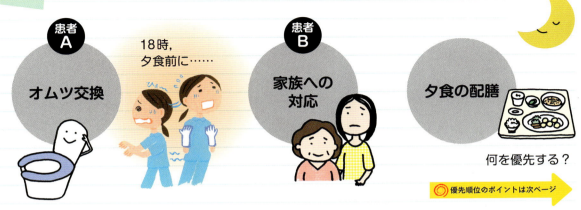

何を優先する？

優先順位のポイントは次ページ

迷いどころや陥りがちな 行動

　夜勤帯，夕食の配膳までに済ませるべき業務があり，配膳の時間が近づいているという切迫感がある状況ですね．さらに，勤務している看護師も少ないため，誰かに対応を依頼するにも限界があります．
　Bさんの家族対応には，声をかけられたときの不安な様子から，ある程度時間が必要かもしれません．
　一方，Aさんはオムツ交換を待っています．オムツ交換は短時間で終えることができるため，オムツ交換を先に済ませよう，と考えがちではないでしょうか？

正しい動き方・考え方とその 根拠

●できごとを評価してみよう

1) オムツ交換はスキントラブルの要因にもなる

　まず，Aさんのオムツ交換について考えてみましょう．排泄物が皮膚と接触すると不快感につながるだけではなく，スキントラブルの要因にもなりえます．Aさんからオムツ交換の依頼があったということは，Aさんは不快に感じていると解釈できます．さらに，Aさん自身や同室患者の夕食環境を整えるという視点からも，配膳前に対応することが望ましく，優先順位は高いといえます．
　しかし，今すぐ対応しないと治療や生命予後に影響を及ぼすかというとそうではなく，時間的猶予はある状況です．

2) Bさんの家族は精神的危機状態の可能性がある

　では，Bさんの家族はどのような状況でしょうか？
　家族自体は，健康を害していません．しかし，不安そうに尋ねている様子から，何か気がかりなことがあり，精神的危機状態にあることが推測されます．ほかの業務のかたわら（この場合は，オムツ交換の準備），「ちょっと，お待ちくださいね」と何気なく発した一言が，家族にとっては重大な一言となり，不安や気がかりを助長する可能性があります．さらに，不満や怒りといった負の感情を誘発する可能性があるため，誠実な対応が必要です．

3) 食前の測定は応援要請を

　夕食の配膳は，必ずしも看護師が行わなければならない業務ではないため，看護助手が勤務しているのであれば，依頼できるでしょう．よって，優先順位は低いといえます．
　しかし，食前に行わなければならない血糖測定，インスリン投与，食前薬の服用，食事形態の変更の確認など，患者の治療に直接影響を及ぼすような内容は，看護師でなければできない業務です．そのため，あらかじめ勤務者や看護助手と情報を共有し，配膳可能か確認し合うなど，使用できる資源（人材）を有効活用することを考えます．

●どうすれば，正解？

　この場合は，生命の危機や治療を左右するようなこ

優先順位はコレ！

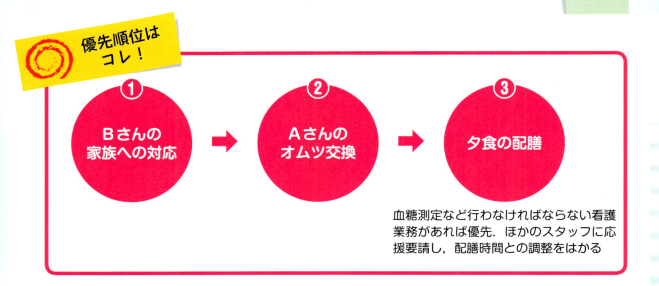

とはないため，まずはBさんの家族対応を優先させます．このとき，接遇が重要なので，Aさんのオムツ交換など作業のかたわらで対応するのではなく，いったん作業を中断し，表情や声のトーン・態度に注意し，家族が話しやすい環境を整えましょう．

そして，Bさんの家族が，どのような不安や気がかりを持っているのか，ニードは何かを考えながら話を傾聴し，共感を示します．気がかりなことがはっきり言葉として表現されない場合もあるため，思いを代弁しながら，家族の思いを整理します．このケースでは情報のニードがあるため，患者の情報提供をしっかり行います．

話を傾聴するあまり，長時間Aさんを待たせてしまうと，Aさんの不快感を助長させてしまう可能性もあります．話が長くなったり，Aさんのオムツ交換を優先させる状況であれば，具体的に「○分お待ちいただけますか？」と依頼口調で時間を提示して待ってもらいましょう．

（中村美穂）

関連しておさえておきたい

患者家族のニードの理解

患者家族が抱いている思いやニードについて理解し，コミュニケーションスキル（p.140）を身につければ，短時間であっても家族の意向に沿う対応が可能になります．CNS-FACEのニード（表1）は，救急・重症治療患者家族のアセスメントツールとして用いられますが，一般に入院している場合も活用できるため，周知しておきましょう．

表1　CNS-FACEのニード

社会的サポート	医療者，家族，知人などの人的，社会的リソースを求めるニード サポートのなかでも，社会的サポートシステムを志向するようなニード
情緒的サポート	自己の感情を表出することによって，それを満たそうとするニード サポートのなかでも，情緒的表現を通して，それを受け止めてもらったり対応してもらいたいと，意識的あるいは無意識的に表出されるもの
安楽・安寧	家族自身の物理的・身体的な安楽・安寧・利便を求めるニード
情報	患者のことを中心にした，さまざまなことに関する情報を求めるニード
接近	患者に近づき，何かしてあげたいと思うニード
保証	患者に行われている治療や処置に対して安心感，希望などを保証したいとするニード

山勢博彰：重症・救急患者家族のニードとコーピングに関する構造モデルの開発—ニードとコーピングの推移から—．日本看護研究学会雑誌，29（2）：95-102，2006．より作成

第3章 —多重課題に強くなる ケアカンファレンス・シミュレーション—

Case 50 患者のケアを行わなくてはいけないときに，その患者の家族が面会に来た．

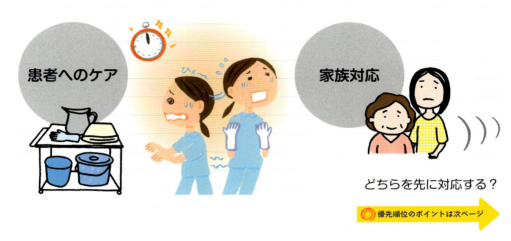

どちらを先に対応する？

優先順位のポイントは次ページ

⑧患者対応・家族への対応

迷いどころや陥りがちな 行動

このような状況になった場合，看護師はほかにも多くの業務をかかえているため，行わなくてはいけない患者へのケアを先に済ませたい，と考えるのではないでしょうか．あるいは，「行わなくてはいけない患者へのケア」は，「絶対にこの時間に行わなければならないもの」と考えるのではないでしょうか？

正しい動き方・考え方とその 根拠

●できごとを評価してみよう

まず，行わなくてはいけないケアとして，清潔援助や排泄介助といった日常生活援助から，薬剤投与や尿量測定，ガーゼ交換など時間ごとに指示されている治療や医療行為にかかわるものなど，その内容は多岐にわたります．定時に行わなければならないケアであれば，患者の予後や今後の治療内容などに影響を及ぼす可能性があるため，優先する必要があるでしょう．

次に，面会に来た家族の状況はどうでしょうか．この状況では，家族の背景にある思いまでは汲みとれません．では，どんなことが予測されるでしょうか？

いつものように面会に来た，何かの合間など限られた時間を割いて「一目でもいいから」と面会に来たなど，そのときどきによって面会に来る家族の思いや時間的余裕は異なります．

●どうすれば，正解？

このケースでは，まず，面会に来た家族の状況を確認することが最優先されるでしょう．そのうえで，患者へのケア，あるいは，家族の面会どちらを優先するか考慮します．

ケアを優先する場合，家族をただ待たせるのではなく，ひと声かけるなどの配慮を行いましょう．「今から○○をさせていただこうと思っています」「○分程度お待ちいただけますか？」など，待ってもらう理由や目安となる時間など具体的な説明を受けることで，大切な家族がどんなケアを受けているのか，どの程度待てばよいか，待っている間○○しておこうなど，家族の気持ちの持ちようや，できる行動が変わります．

さらに，患者の体位や衣類を整え，患者と家族が気持ちよく面会できるような環境を作りましょう．面会時の患者の様子は，家族が患者状況を知る情報の1つであり，家族のニードに寄り添えるケアの1つにもなります．

入院中の患者にとって，家族との面会はかけがえのないものであり，生きる源にもなります．限られた面会時間を患者家族が有意義に過ごせるようケアを行いましょう．

（中村美穂）

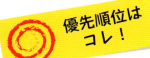

優先順位はコレ！

- **①** 面会に来た家族への対応・状況の確認
- → 家族対応かケアかの優先度を評価
  - 定時のケアや緊急時なら → **② 患者へのケアを優先**：家族に待ってもらう場合は，その理由や時間の目安を伝える
  - ケアが緊急でなければ → **①② 家族対応**：患者と家族が気持ちよく面会できる環境を作る

関連しておさえておきたい コツ・ワザ

コミュニケーションスキルの活用

　家族対応では，リレーションの構築が必要不可欠であり，第一印象が重要です．そのため，表情や態度・声のトーン・言葉使いに注意しましょう．

　言葉については，「○○してください」といった命令口調ではなく，「○○していただけますか」という依頼口調で話します．さらに，否定的な口調よりも肯定的な口調のほうが受け入れやすいでしょう．これを"クッション言葉"とよび，相手に対する思いやりを表す言葉として使われています．

　また，傾聴力や共感力が必要です．家族の言葉をわかりやすく復唱したり，思いを代弁しながら，家族の心情を客観的に分析し心情を理解します．そして問題点が明らかになれば，解決のための対処方法を考えケアに反映させます．重症治療患者家族のアセスメントツールとして用いられますが，一般に入院している場合も活用できるため，周知しておきましょう．

○○していただけますか？

- 傾聴，共感力
- 復唱，思いを代弁
- 家族の心情を分析

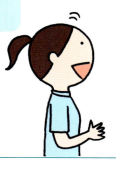
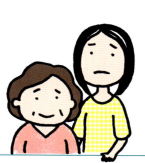

リレーション：かかわり，つながりがあること

第3章 —多重課題に強くなる ケアカンファレンス・シミュレーション—

⑨ アラームへの対応

Case 51

Aさんの人工呼吸器アラームが鳴っている．その間，10分おきにせん妄のBさんからナースコールがある．

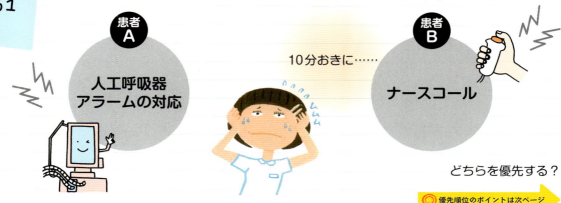

どちらを優先する？

優先順位のポイントは次ページ

迷いどころや陥りがちな 行動

Bさんからのナースコールが続くと，「またナースコールを鳴らしている」と思ってしまうのではないでしょうか．そのときにAさんの呼吸器のアラームが鳴ると，Bさんのナースコールを後回しにして，真っ先にAさんの対応を行いがちかもしれません．

Aさんは，呼吸器を介して異常が起こっていることを訴えています．Bさんはナースコールを用いて何かを訴えようとしています．この両者の訴えを同時に聞くことは非常にむずかしいです．この状況を，どのように対処すればよいのでしょうか．

正しい動き方・考え方とその 根拠

●できごとを評価してみよう

まず，Aさんの呼吸器のアラームについて，人工呼吸器は呼吸，つまり患者の命をつかさどるものです．呼吸器のアラームは，Aさんになんらかの異常が起こっていることを知らせています．それを後回しにすると，Aさんはさらに危機的状況に陥ります．

では，Bさんのナースコールはどうでしょう．Bさんはせん妄を発症しており，不安や恐怖などの感情の障害や，本人自身に動機や理由がわからない衝動的な行動などでナースコールを鳴らしているのかもしれません．何かを訴えたいのかもしれませんが，そうでないのかもしれません．その判断はむずかしいところです．

●どうすれば，正解？

1) 呼吸器アラームの原因を追求

このケースでは，まずは命の危険性を回避することが最優先となるでしょう．なぜAさんの呼吸器のアラームが鳴ったのか，それを追求しAさんの状態を迅速にアセスメントする必要があります．呼吸器のアラーム内容はさまざまですが，緊急性を要するアラームの場合は，1人でどうにかしようとせず，ほかのスタッフを呼んで対応すべきです．一方で，誤エラーや緊急性を要さないことがわかれば，適切に対応した後に次の業務を選択します．

2) Bさんの姿を確認する

Aさんの対応が終わってからBさんのベッドサイドに向かうのではなく，後回しにせず，まずBさんの姿を確認し，必ず後ほど訪室することを伝える必要があります．

141

優先順位はコレ！

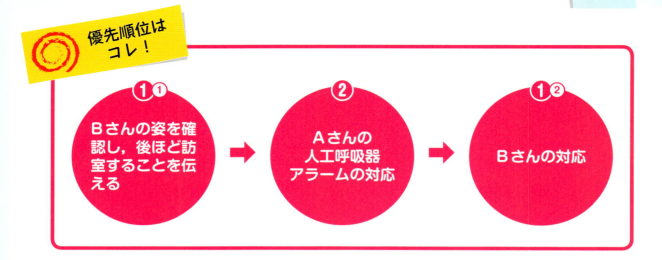

患者の姿を確認するのは，せん妄によって異常行動（たとえば，起き上がろうとしている，点滴を抜こうとしているなど）を発見した場合，すぐに対処しないといけないからです．

呼吸器のアラームも大事ですが，転倒・転落や予定外抜去などの事象は，患者に不利益をもたらします．もしこのような事態に陥った場合も，ほかのスタッフを呼んで対応すべきです．スタッフに状況を説明し，Bさんの対応をしてもらうのか，もしくはAさんの呼吸器のアラーム対応をしてもらうのか，その場で判断する必要もあります．

患者の状態を観察して異常行動がみられなかった場合，後で訪室することを伝えます．呼吸器のアラーム対応にどれくらいの時間を要するかわかりませんが，Bさんに「必ず訪室する，もしくはほかのスタッフに対応してもらう」ことを伝えることが，現状での誠心誠意な対応ではないでしょうか．

3）せん妄患者の訴えに適切に対応する

Bさんの訴えは同じことを繰り返すかもしれません．その逆もありえます．何度もナースコールが続くと対応が適当になったり，放ってしまうような対応に陥る可能性があります．しかし，それらの対応は不適切です．なぜなら，Bさんは何かを訴えようとしているかもしれないからです．

優先順位は，Aさんの呼吸器アラームへの対応に比べ低いと思われますが，適切な対応をしなければなりません．

（相良 洋）

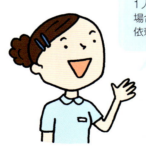

1人で同時対応が不可能な場合，他スタッフに対応を依頼することも大切！

複数のナースコールが鳴っている際の対応

ナースコールは患者が何かを訴えるための手段の1つです．それが複数同時に鳴ることもあります．もちろん，これらをすべて1人で同時に対応することは不可能です．また，どのナースコールを優先してよいのか判断するのも非常にむずかしいと思われます．

こんなときだからこそ，他のスタッフの力を借りることが重要ではないでしょうか．患者を待たせることは，なかなか対応してもらえない苛立ちや不満，そして不安をまねくこととなり，患者との関係性まで影響を及ぼしかねません．訴えたいことは何か，その要求を早く確認し対応することが求められます．

なかなか1人では対処できないときは，他のスタッフにナースコール対応を依頼することも必要です．

第3章 ―多重課題に強くなる　ケアカンファレンス・シミュレーション―

Case 52 Aさんの点滴ポンプの残量アラームが鳴ったため，点滴を作成しようとしたところ，Bさんの処置が開始され処置介助につかなければならない．Cさんからナースコールもあった．

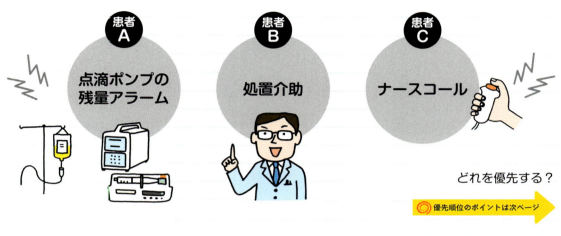

どれを優先する？

優先順位のポイントは次ページ

⑨アラームへの対応

迷いどころや陥りがちな 行動

　Aさんの点滴作成とBさんの処置介助は，急いでやらないといけない状況ですね．そのうえCさんからのナースコール対応もしなければならなくなり，時間的余裕がなくなり，業務が重複することで，何を優先的に行えばよいのか迷うのではないでしょうか．

　このような場面では，おそらく点滴の作成を先に済ませ，そのあと処置の介助やナースコールの対応をすると考えるのではないでしょうか．また，ナースコールの対応は誰かがしてくれると思いたいですし，処置の開始がすこし遅くなってもしかたないと思うかもしれません．

　さて，この状況をどのように対処していけばよいでしょう．

正しい動き方・考え方とその 根拠

●できごとを評価してみよう

　まずAさんの点滴作成についてです．点滴ポンプの残量アラームは「もうすこしで点滴がなくなります」という警告です．それがどれくらいで完全になくなるのかは，点滴の投与速度によって異なります．投与速度が遅ければ点滴が完全になくなるまでに時間の余裕はありますが，逆に投与速度が速いとその時間は早くなり，早く作成しなければなりません．

　Bさんの処置介助は，どのような処置かにもよりますが，処置の始まりは処置しやすい環境整備を行ったり，医師に物品を出したりと忙しい状況となります．処置しやすいよう看護師が補助したりすることもあるので，その場から離れることができません．

　そしてCさんのナースコールについては，どのようなことでナースコールを押しているのか気になります．要件が至急なのか，はたまた急を要しないことなのか，それは確認しないとわからないことです．ナースコール対応を後回しにすることはできない状況でもあります．

●どうすれば正解？

　このケースでは，まず点滴ポンプの残量アラームへの対応を優先しましょう．投与速度を確認して，すぐに作成が必要なのか，それとも作成までの時間の余裕があるのかを見定めます．すぐになくなる場合は点滴作成と更新を迅速に行うべきです．

　しかし，点滴の作成に時間がかかる場合（たとえば高カロリー輸液で複数の薬剤を混合しなければならない），どれくらい時間がかかるのかわかりません．その際は，処置を行う医師に「点滴を作成するので○分程度待ってほしい」と伝えることも重要です．それでも待てないとい

143

優先順位はコレ！

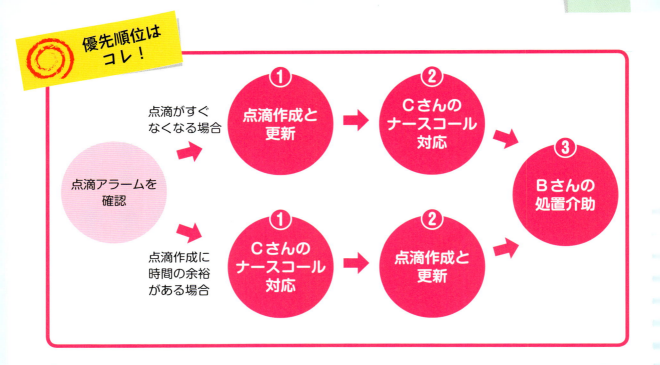

う医師がいれば，ほかのスタッフに声をかけて点滴作成を依頼したり，一時的に処置の介助に入ってもらいます．

また，点滴作成に時間の余裕があるのであれば，処置の介助前にナースコールの対応に向かいます．ナースコールの要件を確認し，点滴作成や処置の合間に対応できそうな時間が想定できるのであれば「○分程度お待ちください」と伝え，対応します．どの程度待てばよいのか伝え，患者に配慮した対応をします．場合によってはほかのスタッフに対応してもらい，点滴の作成や処置の介助業務を選択します．

処置の介助は，処置中の患者を観察したり，処置が円滑に進むよう物品を出したりするため，ほかの業務と重複しないように，事前に点滴作成やナースコール対応をして，万全の態勢で介助につきます．

（相良 洋）

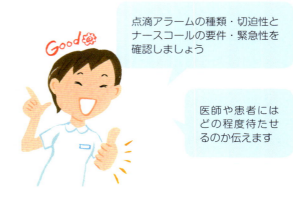

点滴アラームの種類・切迫性とナースコールの要件・緊急性を確認しましょう

医師や患者にはどの程度待たせるのかを伝えます

関連しておさえておきたい コツ・ワザ

CTやMR検査に出棟中のシリンジポンプのアラーム対応

CTやMR検査に出棟すると，シリンジポンプの残量アラームが鳴り，移動中に更新しなければならないときがあります．

もしそれが循環作動薬（カテコラミン）であったらどうでしょう？ 移動中に循環変動をきたす可能性があり，危険な状態に陥る可能性が高くなります．検査に出棟する時間がわかっているのであれば，まず点滴がどれくらいでなくなりそうなのか把握する必要があります．検査時間をふまえて，移動中や検査中に更新しなくてもよいよう，たとえ残量アラームが鳴っていなくても事前に更新しておくと，安心して検査に行くことができます．

その視点を持って対応すれば，このケースでは，処置の開始を見越して事前に点滴の作成や更新をしておくことで，業務の重複が避けられたでしょう．

第3章 ―多重課題に強くなる ケアカンファレンス・シミュレーション―

Case 53　Aさんの内服中に同室患者のパルスオキシメータのアラームが鳴っている．

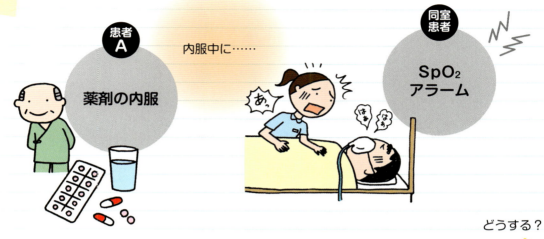

どうする？

◎ 優先順位のポイントは次ページ

⑨アラームへの対応

迷いどころや陥りがちな 行動

　Aさんの内服中にモニターのアラームが鳴り，アラームがなぜ鳴っているのかとても気になる状況ですね．おそらくこのような場面に遭遇した場合，すべての内服薬を服用したあとにモニターのアラームを確認しようと考えるのではないでしょうか．内服を中断すると忘れてしまう可能性があり，確実に内服をさせる必要もあります．
　しかし，病室に看護師は1人しかおらず，モニターのアラームが鳴ってもほかのスタッフがそれに気づけないかもしれません．

正しい動き方・考え方とその 根拠

●できごとを評価してみよう

　Aさんは内服薬を服用しなければならない患者であり，確実に内服してもらわないといけないのは事実です．内服中に何も案件がなければ，確実に行うべきです．
　パルスオキシメータは，患者の酸素化の指標として日常的に用いられています．SpO₂の低下は低酸素状態に陥っている可能性を示します．低酸素状態に陥る原因は

さまざまですが，この状態は患者の呼吸状態が悪化していることを示唆し，迅速に対応をしなければなりません．
　また，同室という状況も評価してみましょう．同室であるということは，「すぐに行くことができる」ということです．看護師の動線は短くなり時間もかからないので，心の余裕が生まれるかもしれません．

●どうすれば，正解？
1) 低酸素状態か接続不良か確認
　このケースでは，まず低酸素状態の可能性を示すパルスオキシメータのアラーム確認が最優先でしょう．なぜアラームが鳴ったのか，同室患者の状態はどうなのか確認し，迅速にアセスメントする必要があります．
　パルスオキシメータの接続不良でアラームが鳴ることも多々あるので，患者の状態に加えて接続の確認も必要です．SpO₂値の極端な低下，呼吸形式が変化，という状況では，すぐに他のスタッフを呼んで対処すべきです．一方，アラームがパルスオキシメータの接続不良が原因で鳴っているのであれば，それを直して内服の介助に戻ります．

2) 内服忘れに注意
　内服薬は，確実に飲ませたいと思うかもしれません．しかし，服用する時間が決まっている薬剤（たとえば免疫抑制薬）などを除き，内服する時間がすこし遅れても，

優先順位はコレ！

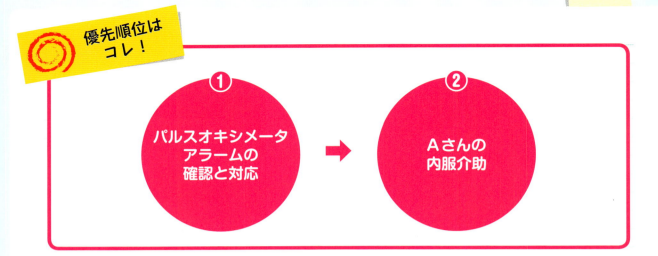

患者の状態が急激に変化することはほとんどありません．Aさんには「ほかの患者さんのアラームが鳴っているので，確認させてください．それが終わってから薬を飲みますので，すこしお待ちください」と必ず伝えてAさんのそばを離れましょう．

ここで注意しなければならないのは「内服忘れ」です．ほかの業務に夢中となり，内服させることを忘れてしまうエラーが発生する可能性があります．そうならないよう，中断した際は必ず患者が服薬したのか確認することが重要です．

そして，同室であることで患者のもとへ移動するのは容易です．「すぐに行けるからすこしくらい」と思うことでSpO_2の低下は進み，行ったときには低酸素状態が悪化している可能性があるので，後回しにはせずにすぐに患者のそばに行くようにしましょう．

（相良 洋）

パルスオキシメータアラーム
・低酸素状態→他スタッフを呼んで対処
・接続外れ→直して内服へ

内服
・内服忘れに注意
・免疫抑制薬のように時間が決まっているか

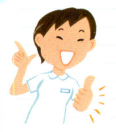

― 関連しておさえておきたい コツ ワザ

決められた時間に服用しなければならない患者への対応

さまざまな業務をこなしていかなければならない中で，ときに内服の時間を忘れてしまうことはないでしょうか？とくに，免疫抑制薬などは服用時間が決められていることが多く，早すぎても遅すぎてもいけないため，この時間を忘れることは避けなければなりません．

確実に時間を守って内服させたいのであれば，患者から言ってもらうのも1つの方法です．たとえば，内服する時間になったらナースコールを鳴らしてもらうという方法です．患者の状態にもよりますが，ナースコールを押して訴えることができれば，あなただけでなく他のスタッフでも対応が可能となります．また内服忘れも解消でき，そして患者自身が時間を守って内服する管理の一助となるのではないでしょうか．

このケースにおいて，もしパルスオキシメータのアラーム対応をしたあとに内服を忘れてしまったということが起こった際，ナースコールに服用していないと伝えるように患者に説明すると，患者にナースコールを押してもらうことで内服忘れを解消できるかもしれません．

第3章 —多重課題に強くなる ケアカンファレンス・シミュレーション—

Case 54　夜勤中に，モニター，ポンプ，人工呼吸器のアラームがすべて同時に鳴りはじめた．

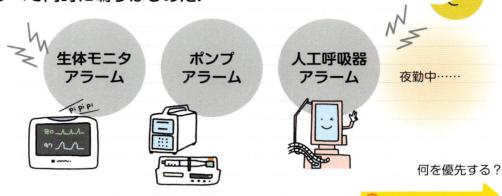

夜勤中……

何を優先する？

優先順位のポイントは次ページ

⑨アラームへの対応

迷いどころや陥りがちな 行動

　それぞれの医療機器は，患者の生命維持・治療に欠かせないものですね．最近では，この3つの医療機器は，集中治療室だけでなく，一般病床でも多く使用されるようになっています．重症な患者になればなるほど，多くの医療機器を使用しています．

　夜勤中，病棟内の巡回をしていたら，アラーム音が病棟中に響いています．患者のもとへ行くと，ポンプのアラームと人工呼吸器のアラームが同時に鳴りはじめました．他のスタッフは別の患者対応をしているため，看護師は自分1人しかいません．

　同時にたくさんのアラームが鳴りはじめた状況では，どうすればよいでしょう．

正しい動き方・考え方とその 根拠

●できごとを評価してみよう

　生体モニターはどこの病棟でも使われる医療機器の1つであり，使用している患者の多くが，バイタルサインの連続的な監視や致死性不整脈の早期発見と対応を目的としています．そのため，アラームが鳴ったら何の異常で鳴っているのか，患者の状態を観察します．

　人工呼吸器は，患者が呼吸を行うために重要な医療機器です．人工呼吸器のアラームは患者の呼吸の異常を知らせるものであり，呼吸状態の対応が遅れれば，患者の命を失いかねません．

　ポンプ（輸液ポンプ・シリンジポンプ）は，自然滴下による輸液よりも正確に確実に投与するために使用します．輸液ポンプは1時間あたりの投与量を正確に投与するため，シリンジポンプは患者の血圧の反応をみながら昇圧薬を投与するなど微量の投与量を正確に投与するために使用します．投与されている薬剤によっては，患者の循環動態を大きく左右することにつながります．アラームがなぜ鳴っているのかを把握し，対応する必要があります．

●どうすれば，正解？

1）いちばん緊急性のあるアラームはどれか

　まずは，患者の命を危険にさらしている重要なアラームの対応をすることが最優先です．鳴ったアラームのなかでいちばん緊急性のあるアラームは何かを判断しましょう．

　人工呼吸器のアラームは，患者の呼吸の役割を果たす重要なものです．なぜ鳴っているのか，患者の状態はどうなのかを迅速に判断します．人工呼吸器からのガスは送られているのか，SpO_2の低下，心電図波形の異常など，モニタアラームが同時に鳴った理由が人工呼吸器のアラームと関連しているのかを確認しましょう．

　ポンプのアラームは，患者の状態を大きく左右するような薬剤，たとえば昇圧薬などのシリンジポンプが「閉塞アラーム」や「シリンジ外れアラーム」で鳴っていないか確認をしましょう．このアラームが鳴っている場合は，

147

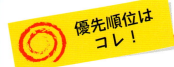

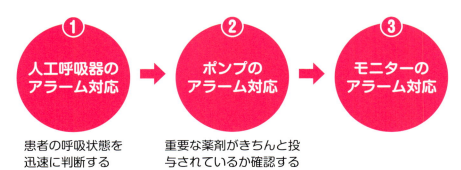

モニタアラームの原因が，人工呼吸器アラームやポンプアラームと関連しているかもしれない

① 人工呼吸器のアラーム対応 → ② ポンプのアラーム対応 → ③ モニターのアラーム対応

① 患者の呼吸状態を迅速に判断する
② 重要な薬剤がきちんと投与されているか確認する

患者に薬剤が入る前に，ルートのどこかで薬剤がブロックされ患者に薬剤が投与されていない，もしくは，落差による急速注入や患者から脱血していることが考えられ，重要な薬剤が投与されていないことにつながります．この場合でも，血圧の変化，心拍数の変化から生体モニターの異常アラームが鳴ることがあります．

2) 人工呼吸器，ポンプのアラームを優先に

モニタアラームは，人工呼吸器，ポンプを使用している患者の状態に異常が生じているために鳴ります．対応としてはまず，<u>人工呼吸器，ポンプの対応を優先にしましょう</u>．同時に多くの問題が発生しているのであれば，すぐに助けを呼び，患者の生命の危機に対処すべきです．

このような異常で患者状態に大きく影響を与えた場合，アラームの対応後，これまで以上に患者の状態変化を観察します．

（根本雅子）

> 患者の命を危険にさらしているアラームの対応が最優先になります

> 人工呼吸器，ポンプの対応を優先しましょう

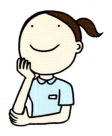

――― 関連しておさえておきたい コツ ワザ

同時に多くの医療機器を使用している患者の看護

このケースのような患者を受け持つと，緊張しアラームが鳴ると慌ててしまうことがあります．経験が少なく不慣れだと，その思いは強くなります．

医療機器に囲まれて入院生活を送っている患者の中で，気管切開やNPPV（非侵襲的陽圧換気）のように意識があり人工呼吸器を使用している方もいます．患者は呼吸しづらく，苦しい思いをしているほかに，アラームが鳴り続けることで，不安を増強させることがあります．

医療機器の対応ばかりに目が行きがちですが，患者に声をかけながら，アラームの対応をすることを忘れてはなりません．声がけで患者の不安を緩和することができるでしょう．

NPPV：non-invasive positive pressure ventilation，非侵襲的陽圧換気

第3章 —多重課題に強くなる ケアカンファレンス・シミュレーション—

Case 55 不整脈アラームがあり，リコール画面確認中に，患者が胸痛を訴えていると家族が伝えにきた．

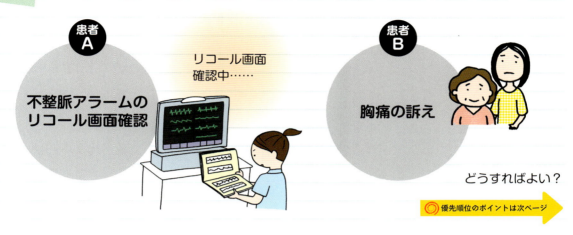

⑨アラームへの対応

迷いどころや陥りがちな 行動

　不整脈アラームの確認と胸痛の訴えでは，どちらも早期に対処が必要なことが予測されます．不整脈アラームをリコール画面で確認するときには，重篤な不整脈であるのか，アーチファクトや体動時のノイズなどの誤報であるのか，波形を正確に判別しなくてはいけません．

　リコール画面を判別しているときは，モニタ画面に集中してしまい，周囲の変化に気がつかず他の対応が遅れる場合があると思います．また，リコール画面の判別が終わる前に他の対応をしてしまい，リコール画面の確認が中途半端になってしまう．思い出して確認したときには，数十分経過していたといったこともあると思います．

　どのようにすればよいのでしょうか？

正しい動き方・考え方とその 根拠

●できごとを評価してみよう

　不整脈アラームのリコール画面は，重篤な不整脈からノイズなどによる誤報まで，いろいろなアラームが時系列で並べられています．現在出現している不整脈は，リアルタイムにアラームが鳴っており，リコール画面というのは過去に出現していた不整脈になります．今ではなく過去であるというのがポイントです．

　家族が伝えにきた胸痛の訴えは，そのときまさに症状が出現しており，早急に対応が必要です．過去に出現しているものではなく，症状を訴えているそのときに対応が必要な状況であるのがポイントです．

●どうすれば，正解？

1) 現在の症状を優先

　過去に症状が出現して落ち着いているものと，現在症状が出現しているものでは，どちらの優先度が高いでしょうか．基本的な考え方として，現在症状が出現しているものの対応を優先する必要があります．

　さらにこのケースでは，"胸痛を訴えている"であるため，早急に対応する必要があります．理由として，胸痛は，急性心筋梗塞，肺塞栓症，大動脈解離など，重症度が高い疾患が考えられ，対応が遅れると生死に大きく

149

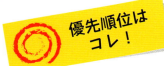

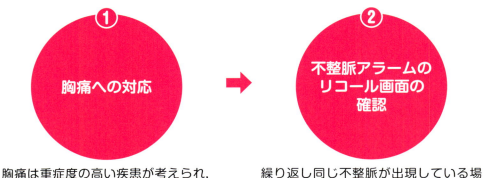

関係するためです．

2) 不整脈にも注意が必要

　リコール画面の不整脈は，過去に出現していた不整脈です．しかし，重篤な不整脈が出現していた場合には，その後の循環動態に注意が必要な場合があります．繰り返し同じ不整脈が出現している場合は，再度繰り返す可能性が高く，早期に対応が必要な場合もあります．

　また，心室性の期外収縮などでは，波形や出現する頻度によっては，その後重篤な不整脈が出現する可能性を予測することができます．そのためリコール画面の確認は重要ですが，今回のケースでどちらを優先するかというと，今すぐに対応が必要なナースコール対応になります．

（雀地洋平）

> 現在症状が出現しているものの対応を優先します

> リコール画面は，過去に出現していた不整脈になります．現在症状が出現しているわけではないですが，繰り返し不整脈が出現している場合などは早期に対応が必要なこともあります

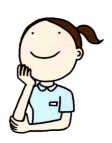

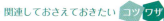

リコール画面の確認優先度を決めておく

　一般病棟などのモニタ画面は，一般的にナースステーションに設置されています．そのため患者のラウンド中などは，リアルタイムなアラーム確認は自分ではできません．そのため，リコール画面を確認する必要があります．

　長時間リコール画面を確認できなければ，多くのアラーム歴が残っており，確認に時間を要することや，重篤な不整脈があった場合の対応が遅くなってしまいます．モニタ装着患者を複数受け持っている場合は，さらに人数分の時間が必要になります．

　そのため，細目に確認することや，患者の状態からリコール画面の確認優先度をある程度決めておくと，重篤な状態を回避することにつながります．

Case 56

AさんのIN-OUT計算中．Bさんの人工呼吸器のアラームが鳴っている．さらに緊急入院したCさんの家族が状況説明を希望しており声をかけてきた．

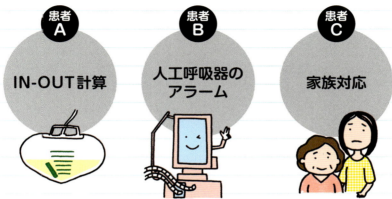

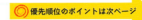

⑨アラームへの対応

迷いどころや陥りがちな　行動

このような場面では，人工呼吸器のアラームや家族対応は"誰かがしてくれる"と思い，計算中のIN-OUT（水分出納）を先に済ませようと考えがちではないでしょうか？

正しい動き方・考え方とその　根拠

●できごとを評価してみよう

クリティカルな状況にある患者は，IN-OUTの把握が非常に重要となるため，計算を早めに行わなくてはならないのは事実です．

しかし，人工呼吸器のトラブルは生命に直結すること，また，緊急入院した患者の家族は危機的な状況に陥っている可能性を考えなければなりません．

●どうすれば正解？

このケースではまず，なぜBさんの人工呼吸器のアラームが鳴ったかの把握を優先すべきでしょう．その重症度によって，すぐに対応すべきか否かを判断します．

AさんのIN-OUT計算とCさんの家族対応は，今の段階で水分出納の把握が治療やケアに直接的な影響が大きいか否かを考えます．脱水や貧血などがあり，水分出納が治療（輸液や輸血の調整）として必須であれば，IN-OUT計算の優先度は高くなります．その場合，Cさんの家族には少し待ってもらいましょう．

しかし，IN-OUT計算を優先するあまり，家族に「お待ちください」の一言で終わらせることは避けましょう．危機的な状況にあることを念頭に置き，「○分程度お待ちください」と目処を伝え，誠心誠意対応します．どの程度待てばよいのかという目処がわかるだけでも，家族の精神的な思いは変わってきます．

一方，水分出納の厳密さが切迫していない場合は，Cさんの家族への対応を優先させるべきでしょう．クリティカルな状況においても，血行動態が安定している場合などは，IN-OUT計算が数分遅れても患者への影響は少ないためです．

（藤野智子）

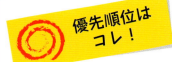 **優先順位はコレ！**

```
①
Bさんの
アラームの
理由を把握
```
重症度によってすぐに対応すべきかどうか判断する

Aさんの血行動態が安定していない場合 ↙　　↘ 水分出納の厳密さが切迫していない場合

```
Cさん家族に
どの程度待つか
目処を伝える
```

```
②
Cさん家族の
対応
```

↓　　　　　　↓

```
②
Aさんの
IN-OUT
バランス
チェック
```

```
③
Aさんの
IN-OUT
バランス
チェック
```

血行動態が安定している場合，IN-OUT計算が数分遅れても患者への影響は少ないと考える

↓

```
③
Cさん家族の
対応
```

関連しておさえておきたい コツワザ

救急搬送された家族への対応

　救急搬送された家族は危機的な状況に陥っている可能性が高く，長時間放置することは避けなければなりません．

　患者の生命を救うための処置を優先させることも重要ですが，家族がいま求めていることは何かを考え，現在の治療状況，説明できるまでの時間を一言伝えるだけでも安心されることがあります．現在の状況がわからず，どのくらい待てばよいかわからないという思いは，不安や苛立ちを非常に増強させることを忘れてはなりません．

　その視点をもって対応すれば，優先順位にかかわらず，家族の気持ちに配慮したことが伝わり，ご家族の思い，さらにその不安も落ち着くと考えられます．

Case 57　Aさんの気管吸引中に，Bさんの離床センサーが鳴った．

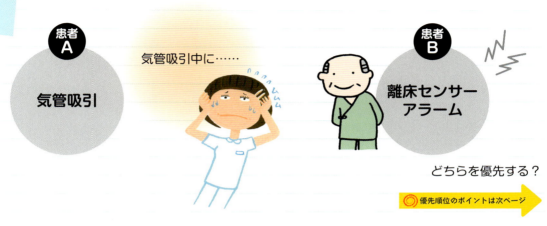

どちらを優先する？

優先順位のポイントは次ページ

⑨アラームへの対応

迷いどころや陥りがちな　行動

　気管吸引は痰の貯留による気道閉塞などに対する処置であり，中断することは困難です．また，吸引後の呼吸状態の評価を含め患者観察が必要であり，その場をすぐに離れられないこともあります．

　離床センサーは，基本的に転倒・転落の可能性が高い患者に装着しています．そのため，対応が遅くなると患者の転倒・転落に直結してしまい，骨折や出血など重篤な合併症を併発する可能性があります．

正しい動き方・考え方とその　根拠

●できごとを評価してみよう

　気管吸引は，痰の貯留などによる気道閉塞や無気肺を予防するための対処であり，処置を行わなければ呼吸不全となり急変につながります．また，吸引後は酸素化を含めた呼吸状態の観察を行い，平常の呼吸状態にある程度戻ったことを確認しなくてはいけません．そのため，一連の流れを中断すると呼吸状態悪化の可能性が高いというのがポイントです．

　離床センサーの装着は，ADLの低下や認知症などがあり，転倒・転落の危険性が高い患者に装着します．そのため，アラームが鳴ったときには離床動作が始まっており，そのまま対応に行かなければ転倒・転落につながってしまいます．装着患者の多くは高齢者であり，転倒・転落は，容易に骨折や出血などの合併症を併発させてしまいます．

●どうすれば，正解？

　それぞれ対応時の患者状態にもよりますが，緊急度は高く重要な対応です．ここでは，<u>現在気管吸引を行っている途中であることが重要なポイント</u>です．

　気管吸引は，一連の流れで呼吸状態の観察まであり，呼吸状態にもよりますが，1回の吸引時間は10秒以内，挿入開始から終了まで20秒以内が目安になります．その後の呼吸状態の観察を含めても数分に及ぶ場合はまれです．

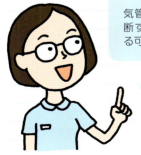

気管吸引は，一連の流れを中断すると，呼吸状態が悪化する可能性があります

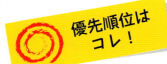

優先順位はコレ！

① Aさんの気管吸引を終わらせる → その後ただちに **②** Bさんの離床センサー対応

気管吸引は吸引中であれば時間がかかりすぎることはあまりなく，中断してしまうと，すぐに戻らなければならなくなる

ここで中断してしまい十分な吸引を行わなければ，ベッドサイドを離れてもすぐに戻らなくてはいけません．そのため，<u>まずは行っている吸引を完結する必要があります．その後ただちに離床センサーの対応に向かいます</u>．

（雀地洋平）

気管吸引は挿入開始から終了まで20秒以内が目安です．すでに気管吸引を行っている途中であれば，まずは行っている吸引を完結させ，その後ただちに離床センサーの対応に向かいます

関連しておさえておきたい コツ ワザ

離床センサーの種類の選択

転落・転倒予防の離床センサーは，感知方法により数種類あります．患者の状況に合わせて適切な離床センサーを使用することが重要になります．

たとえば，立位や歩行時の転倒リスクが高い患者では，容易に端坐位になることができます．立ち上がり動作が速い場合，マットタイプのセンサーでは，鳴ったときには手遅れになってしまいます．マットタイプのセンサーはマットに荷重があった場合に鳴るため，鳴って訪室したときにはすでに患者は立ち上がって歩きだしています．

このような場合は，起き上がり動作の段階でセンサーが作動するクリップタイプや赤外線タイプを選択します．センサーが作動してから立ち上がるまでの時間が稼げるためです．

このように，適切な種類の離床センサーを使用し訪室までの時間が稼げなければ，設置の意味がなくなってしまうので，注意が必要です．

⑩ 医師指示への対応・処置介助

第3章 —多重課題に強くなる ケアカンファレンス・シミュレーション—

Case 58
開心術後で人工呼吸器のウィーニングをしているAさん．医師が人工呼吸器の設定を変更したため，設定変更後の動脈血血液ガス分析結果を確認する必要があるが，IN-OUTバランスを計算する時間と重なった．

動脈血血液ガス分析

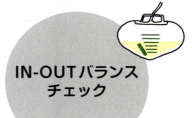
IN-OUTバランスチェック

どちらを優先する？

優先順位のポイントは次ページ

迷いどころや陥りがちな 行動

開心術後のAさんに対して，医師は人工呼吸器のウィーニングを目的に呼吸器設定を変更しており，変更後の患者の状態が気になります．しかし，おそらくルーチン業務として，今まさに決められた時間帯でIN-OUTバランス（水分出納）チェックを先に済ませたいと考えるのではないでしょうか．

正しい動き方・考え方とその 根拠

●できごとを評価してみよう

クリティカルな状況にある患者は，IN-OUTバランスの把握が非常に重要となるため，早めに計算を行い把握する必要があります．患者の状態によっては，術直後であれば出血の程度を確認したいので，何も案件がなければ最優先課題です．

しかし，人工呼吸器設定変更後の動脈血血液ガス分析結果の確認と比べるとどうでしょう．人工呼吸器は呼吸，つまり患者の命をつかさどるものであり，トラブルは呼吸停止につながり，その命を奪いかねません．医師は人工呼吸器のウィーニングを目的に呼吸器設定を変更していますが，設定変更の内容によっては，苦痛を伴ったり，呼吸状態が悪化したりする可能性があります．

●どうすれば，正解？

1) 患者の状態観察が最優先

このケースでは，現実的には，どちらも確認するのにそれほど時間を要するものではないでしょう．患者の状況にもよりますが，まずは命の危険性を回避するということであれば，人工呼吸器設定変更後のAさんの状態を観察することが最優先となるでしょう．取り急ぎ，SpO_2やE_TCO_2で酸素化や換気は把握できます．

2) ウィーニングに伴う苦痛や合併症を考慮

医師は，開心術後の患者のウィーニングを目的に呼吸器設定を変更しています．しかし，看護師は常にウィーニングに伴う患者の苦痛や合併症を考えなければなりません．

ウィーニング（weaning）とは，英語で"乳離れ"を意味する用語の転用です．日本語では「人工呼吸器からの離脱」ともいいますが，「離脱」にはウィーニングの持つ"すこしずつ，段階的"というニュアンスが乏しいので，むしろそのままウィーニングという言葉を使い，人工呼吸

E_TCO_2：end-tidal carbon dioxide，呼気終末二酸化炭素濃度

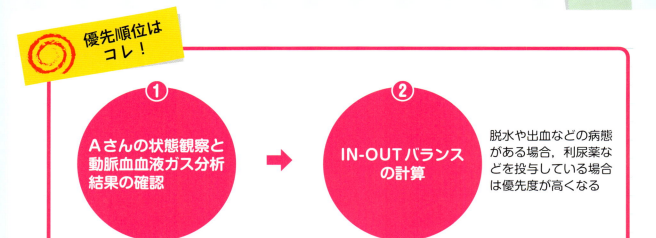

器から完全自発呼吸への移行過程を意味しています.

　早まったウィーニングでは，呼吸筋の疲労などに伴う呼吸状態の悪化により，再挿管となる可能性があります．再挿管された場合の死亡率は30～40％[1]ともいわれています．再挿管による院内感染性肺炎は8倍の確率で引き起こされ，死亡率は6～10倍に上昇[2]します．そのため，人工呼吸器からのウィーニングには細心の注意が必要です．

　現在，自発呼吸トライアル（SBT）を行ってから抜去する方法と，SBTを行わずにSIMVやPSVの設定を徐々に下げて抜去する方法があり，抜去に至るまでの時間が異なります．

3）脱水や出血などの場合はIN-OUTバランスの計算を優先

　一方，IN-OUTバランスの把握を急がなければならない患者かどうかは，水分出納の把握が治療やケアに直接的影響が大きいか否かを考える必要があります．

　たとえば，脱水や出血，うっ血などの病態が潜んでおり，輸液や輸血の調整，または利尿薬のような薬剤の投与など，水分出納が直接的に治療に影響するような場合です．その場合には，IN-OUT算出の優先度は高くなります．

（宮崎博之）

引用・参考文献
1) Epstein SK, et al.：Independent effects of etiology of failure and time to reintubation on outcome for patients failing extubation. Am J Respir Crit Care Med, 158(2)：489-493, 1998.
2) Torres A, et al.：Pulmonary aspiration of gastric contents in patients receiving mechanical ventilation：the effect of body position. Ann Intern Med, 116(7)：540-543, 1992.

人工呼吸器設定変更後は全身状態を注意深く観察

　人工呼吸器からのウィーニングで最も重要なことは，離脱可能な患者となるためには，人工呼吸を要した原因が治っていることが大原則であるということです．たとえば，このケースのように手術後の呼吸抑制が原因であれば，麻酔から完全に覚醒していなければなりません．肺炎で人工呼吸を要した場合には，肺炎が治っていなければなりません．

　ウィーニングに向けて人工呼吸器設定を変更するのであれば，患者は自発呼吸再開に伴う不快感や不安を抱くことがあります．必ず患者に十分な説明と医療スタッフのサポートやモニタリングを保証することを伝え，不安の軽減に努める必要があります．

　人工呼吸器設定変更後の動脈血血液ガス分析結果だけでなく，患者の精神状態（不穏・不安），末梢冷感や冷汗，呼吸パターンの変化や呼吸補助筋の使用の有無など，全身状態を注意深く観察しましょう．

SBT：spontaneous breathing trial，自発呼吸トライアル　　SIMV：synchronized intermittent mandatory ventilation，同期式間欠的強制換気
PSV：pressure support ventilation，圧支持換気

第3章 ―多重課題に強くなる ケアカンファレンス・シミュレーション―

Case 59
医師から「Aさんにカテコラミンの点滴を開始して」と指示があった．でも，今まさにBさんの食後の薬を持ってナースステーションを出ようとしている．

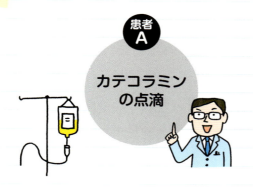

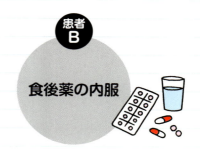

どちらを優先する？

優先順位のポイントは次ページ

⑩医師指示への対応・処置介助

迷いどころや陥りがちな 行動

おそらくこのような場面では，血圧が低下し循環動態が不安定なAさんに対して，医師指示のカテコラミン（昇圧薬）の点滴投与を選択するのではないでしょうか．

問題は，Bさんに内服してもらう食後の配薬を，いつ，誰が，どこで，どのように行うかということです．この場合，問題の本質を見極めなければ，インシデントを引き起こす可能性があります．

正しい動き方・考え方とその 根拠

●できごとを評価してみよう

Aさんは，カテコラミンを投与しなければ循環動態が維持できないほどの状態なのかもしれません．その場合は，すみやかにベッドサイドに足を運び，患者の状態を再度評価する必要があります．そのうえで，指示されたカテコラミンを投与することが最重要課題です．

一方，Bさんの食後の配薬は，食後20〜30分後までに服用しなければなりません．食前・食間・食後には，それぞれ意味があり，効能・効果を考えると決められた服用時間を厳守しなければならないのです．

●どうすれば，正解？

1) カテコラミンの性質と患者状態を把握する

血圧が低下しているAさんに対して，医師はカテコラミン投与を指示しました．このような場合，看護師は急いでカテコラミンを指示量で投与するだけでいいのでしょうか？

その答えは，NOです．カテコラミンの作用はさまざまで，低用量から高用量に至るまで，投与量によって，薬剤の効能・効果，副作用が異なるのが特徴です．まず，そのカテコラミンの薬剤がどのような性質をもっているのか，十分に把握する必要があります．

また，患者の現在の状態を把握する必要があります．循環動態が維持できない状況にあるその原因は何か，循環だけでなく呼吸や意識状態は大丈夫なのか，血圧，脈圧，モニター心電図による心拍数とリズムなどのバイタルサイン，患者の訴え，また患者の皮膚に触れ脈拍とショック徴候の有無を瞬時に観察します．

尿道留置カテーテルが入っているのであれば，時間尿量を把握します．もし，血圧低下の原因がわからないときには，指示をそのまま遂行するのではなく，医師にその理由を確認することも1つでしょう．さらに，カテコラミン投与後の患者の状態を評価します．

2) 配薬のインシデントを防ぐ

一方，Bさんの食後の配薬ですが，このケースのように2つのできごとが同時に重なると，つい患者に薬を手

157

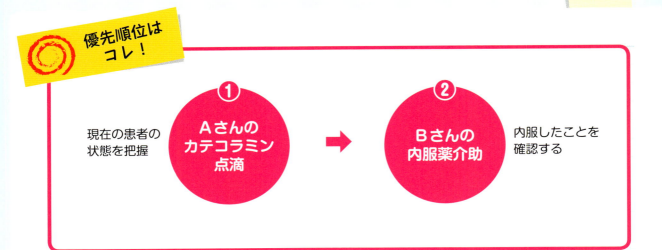

渡すだけで看護師はその場を去ってしまうかもしれません．または，対応できるスタッフに声をかけて，配薬を依頼するかもしれません．

このように急いでいるときこそ，内服薬のインシデントが多く報告[1]されています．そのため，なぜBさんの内服薬が看護師管理になっているのかという理由を考える必要があります．急いでいるからという理由で手渡すだけでなく，内服したことを確認しましょう．また，対応できるスタッフに依頼する場合も，薬袋や処方箋を一緒に照らし合わせて確認（5R*の徹底）を怠ることのないようにしなければなりません．

Bさんのような場合，20〜30分遅れても影響は少ないと考えられます．ただし，待っていただいているBさんに説明は必要でしょう．

（宮崎博之）

> **5R**
> Right Patient（正しい患者），Right Drug（正しい薬剤），
> Right Dose（正しい量），Right Route（正しいルート），
> Right Time（正しい時間）

引用・参考文献
1) 濱田康代ほか：看護師の内服与薬業務における「確認エラー」に関する検討．日本看護管理学会誌，9(2)：31-40，2006．

関連しておさえておきたい

カテコラミン系薬剤

カテコラミン系薬剤には，アドレナリン，ノルアドレナリン，ドパミン，ドブタミンの4種類があります．実は，私たちの体内でも同じ作用を有しており，循環血液量減少，組織の損傷，細菌毒素，精神的刺激などの侵襲刺激によって，交感神経の賦活が起こり，最終的には視床下部－下垂体経由で種々の内分泌ホルモンが促進されます．

その1つがストレスホルモンの代表ともいえるカテコラミンです．アドレナリン，ノルアドレナリン，ドパミンなどの物質の総称で，副腎髄質や交感神経，脳細胞から分泌されます．薬剤として使用する場合は，患者の状態を把握しながら，カテコラミンの効能・効果，および副作用の発現に注意しながら観察する必要があります．

第3章 ―多重課題に強くなる ケアカンファレンス・シミュレーション―

Case 60
Aさんの主治医より，朝の回診前にCTとX線を撮るよう指示があった．準備しようとしたら，Bさんの血圧が低下し，輸液の増量，カテコラミンを開始しなければならない状況になった．

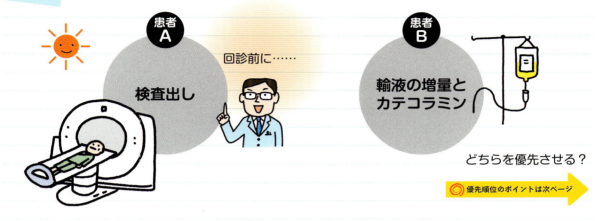

迷いどころや陥りがちな 行動

　Aさんの状態把握のために，回診前までにCTとX線撮影を終えるよう指示があります．このような場面では，おそらく，回診までの時間的猶予が残されていないかもしれません．また，もしAさんが術後出血や呼吸トラブルなどで一刻も早く全身評価が必要な場合には，血圧が低下しているBさんの対応と同時に行わなければならないかもしれません．

正しい動き方・考え方とその 根拠

●できごとを評価してみよう

　まず，AさんのCT，X線検査について，この2つの検査を朝の回診前に行う目的は何でしょうか．Aさんが術後出血や呼吸トラブルなどのクリティカルな状況にあり，一刻も早く緊急に検査を行う場合と，前回との状態の比較の場合で，その緊急性が異なります．また，CTとX線検査のために要する時間も，安静度がベッド上で，かつ患者に点滴などが多くつながれている場合，その準備と搬送に時間と人手を要するのも事実です．

　一方，Bさんは輸液を増量し，カテコラミンを投与しなければ循環が維持できない状況です．すなわち，一刻も早く対応しなければ，Bさんはショック状態を離脱できず，生命の危機に瀕している状態であることが推測されます．

●どうすれば，正解？

　循環動態が維持できないBさんに対して，<u>指示された輸液量の増量およびカテコラミンをすみやかに投与すること</u>が最優先です．血圧が低下している原因を探りながら，患者を観察するスキルが求められます．

　血圧が低下している状態とは，すでに生体が持っている代償機転の限界を超えた状態（図1）といえます．つまり，交感神経系および内分泌系を亢進させ，心拍数を増大し，収縮期血圧を維持していたものが，破綻した終末を意味しています．収縮期血圧の低下，脈圧の狭小，平均動脈圧の低下，脳灌流の低下などがその結果です．

　すなわち，血圧の数値だけに気を取られることなく，呼吸・循環・意識の変調を経時的に観察する必要があります．

　一方，Aさんの場合も一刻も早く全身評価が必要な状態であれば，医師や対応可能なスタッフに事情を説明し，検査の付き添いを依頼するべきです．もし待てる状態であれば，医師に状況を伝える必要があります．

　すべて1人で抱えて対応することが本当に患者にとって有益なのか，優先すべき課題を考え，すばやく判断し対応することが重要です．

（宮崎博之）

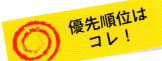

優先順位はコレ！

① Bさんの輸液量増量とカテコラミン投与 ← 血圧低下の原因を探りながら観察

→ ② Aさんの検査付き添い ← 早期の全身評価が必要な場合，検査の付き添いを依頼

図1 出血量と症状およびショックの重症度

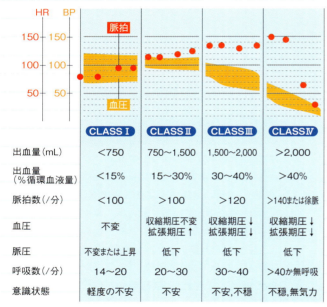

	CLASS I	CLASS II	CLASS III	CLASS IV
出血量(mL)	<750	750〜1,500	1,500〜2,000	>2,000
出血量(％循環血液量)	<15%	15〜30%	30〜40%	>40%
脈拍数(/分)	<100	>100	>120	>140または徐脈
血圧	不変	収縮期圧不変 拡張期圧↑	収縮期圧↓ 拡張期圧↓	収縮期圧↓ 拡張期圧↓
脈圧	不変または上昇	低下	低下	低下
呼吸数(/分)	14〜20	20〜30	30〜40	>40か無呼吸
意識状態	軽度の不安	不安	不安,不穏	不穏,無気力

HR：heart rate，心拍数
BP：blood pressure，血圧

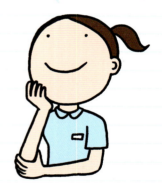

血圧が低下した状態とは，すでに代償機転の限界を超えた状態．血圧の数値だけでなく，呼吸・循環・意識の変調を観察する必要があります

関連しておさえておきたい コツ ワザ

血圧とショック

血圧を維持するためには，心拍出量(ポンプ機能)，循環血液量(量)，末梢血管抵抗(経路)の3つの要素がバランスよく維持されていることが条件です．輸液量を増量することは，一時的に心臓の前負荷を増大し，心拍出量を増加させることにつながります．つまり，収縮期血圧が上昇することを期待しています．そのため，カテコラミン投与と併せて，循環動態の評価を行います．

決して忘れてはいけないことは，ショックとは必ずしも血圧低下を意味するものではないということです．ショックとは，脳，心臓，肺，肝臓などの主要臓器への有効な血流が低下して組織代謝に異常をきたし，酸素需要と供給量のバランスが崩れた状態です．そのため，ショックの徴候(ショックの5徴：蒼白・冷汗・無気力・脈拍微弱・呼吸不全)を見逃さず，対応しましょう．

Case 61

血圧低下の急変対応時に，A医師より「動脈ラインが入ったから固定して」と言われ，B医師より「血圧が下がってきたからノルアドレナリンを0.2mg静注して」と同時に言われた．

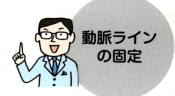
動脈ラインの固定

血圧低下の急変対応中……

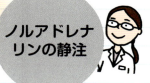
ノルアドレナリンの静注

どちらを優先する？

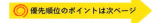
優先順位のポイントは次ページ

迷いどころや陥りがちな 行動

　心停止に限らず急変対応の場面では，緊迫した状況の中で優先順位を判断しすみやかに対応することが求められます．循環動態のモニタリングに不可欠な動脈ラインの固定や，昇圧薬であるノルアドレナリンの投与が必要な状態は，循環動態が不安定と判断し，緊急度が高い状態といえます．

正しい動き方・考え方とその 根拠

●できごとを評価してみよう

　患者は血圧の低下をきたし，循環動態が不安定な状態といえます．まず，チームメンバーの一員として「循環が不安定」ということを認識し，循環動態の安定化をはかることが重要です．ノルアドレナリン静注は，血圧の低下に対する指示であり，「ノルアドレナリン0.2mg静注して」という指示に対応することは，患者の生命予後にかかわる重要な事項です．

　一方，観血的動脈圧のモニタリングも，血圧の推移を把握しノルアドレナリン静注の効果や追加投与の必要性を判断するために不可欠な処置の1つであり，固定方法によって波形が正しく表現されるか否かという問題もあります．

●どうすれば，正解？

　どちらを優先すべきかは，その施設の医師や看護師の人数にも左右されるかもしれません．ノルアドレナリンの投与は医師も実施可能ですが，動脈ラインの固定は看護師のほうが得意かもしれません．

　その場に医師と看護師が複数人いる場合は，手分けして対応すればよいのですが，そうもいかない場合はどうしたらよいかという状況で考えてみます．

1) 循環動態を安定させるための薬剤投与を優先

　このケースでは，循環動態の安定化が最優先課題となります．状況から推測すると，初療室で来院してすぐに動脈ラインを挿入することは現実的ではないため，この処置以前にある程度の状態把握はされていると思います．また，事例がどのような症状なのかはわかりませんが，救急来院される患者の多くは重篤な身体変化があるので，バイタルサインの変化を認めていたか，または予測が可能だったと思われます．

　つまり，処置の経過途中もショック状態（ショックの5P，表1）を見逃さないよう常にアセスメントする必要があります．そのなかで，使用が予測される薬剤を手元に準備しておくことも考慮し，指示が出たらすぐにノルアドレナリンの投与を行います．

　また，初療の場面では口頭指示の場合も少なくありません．確実な内容で指示を受け実施していることを，周囲のスタッフに伝えることも重要です．たとえば，「ノルアドレナリン0.2mg準備します」「ノルアドレナリン0.2mg静注します」など，指示内容を復唱することが必要となります．

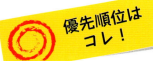

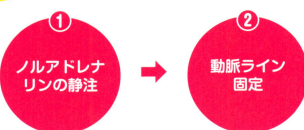

緊急を要する場面では，透明フィルムなどで仮固定を行い，循環動態が安定した時点で適切に固定し直すことも

表1　ショックの5P

蒼白（Pallor）	皮膚が蒼白（顔面や皮膚は蒼白しているか？）
冷汗（Perspiration）	冷汗をかいている（皮膚は冷たく湿ってじっとりしていないか？）
虚脱（Prostration）	周囲に無関心で無欲（意識レベルは？）
脈拍触知不能（Pulselessness）	脈が弱くて速い（脈は触れるか？）
呼吸不全（Pulmonary insufficiency）	浅くて速い呼吸（呼吸困難か？）

2）動脈ラインの固定

　多くの場合，マンシェットによる非観血的な方法で，一定時間ごとに血圧測定を行います．しかし，輸液投与や採血などの初期治療がひと段落しても循環動態が不安定であったり，頻繁に採血することが予測される場合は，動脈ラインを挿入し観血的動脈圧のモニタリングを開始します．

　このケースの場合，ノルアドレナリンの静注に対応している間，A医師が動脈ラインの固定を待ち続けるのは効率的ではありません．しかし，動脈ラインの計画外抜去や感染予防という観点からは，適切な固定を行う必要があります．そこで，緊急を要する初療の場面では，確実に固定することを優先し，透明フィルムなどで仮固定を行い，循環動態が安定した時点で適切に固定し直すことも1つの方法です．

　このような場面は，非常に緊迫し，迅速な対応が求められます．確実な治療とケアが提供できるよう，先輩看護師へ応援を要請し，一緒に対応するよう心がけましょう．

（小幡祐司）

初療の場面での役割分担

　初療の場面では，限られた時間と人員のなかで，効率よく治療とケアを提供する必要があります．医療チーム内で明確な役割分担を行い，チーム全員が理解できる言語的コミュニケーションを心がけます．

　医師や先輩の支援を受けながら，自分に与えられた役割を理解し，確実に実施することが必要となります．また，指示を復唱し，わからない指示は「もう一度お願いします」など，落ち着いて確認することが何よりも大切です．

Case 62 受け持ち対応で患者の状態観察に時間がかかり，清潔ケアを残したところで，医師が時間通りに処置のために来室．

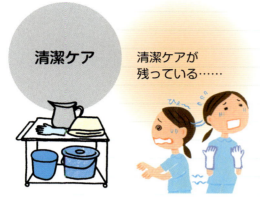

どうすればよい？

優先順位のポイントは次ページ

迷いどころや陥りがちな 行動

　慣れない患者の状態観察を行い，やっとの思いで清潔ケアに取りかかろうとしたところで処置の時間になってしまいました．患者の負担を考え状態観察と清潔ケアを同じタイミングで行うことは，よくあると思います．

　しかし，予定されていた時間通りに来室した医師に「ちょっと待ってください」とは言えない状況ですね．処置を優先し，さらに続けて清潔ケアを行うのは，患者の負担が大きくなってしまいます．

正しい動き方・考え方とその 根拠

●できごとを評価してみよう

　まず，初めて担当する患者の場合には，病態を確認しながら観察を行うため，ふだんよりも時間をかけ，全身状態のアセスメントを行う必要があります．そして，患者の健康状態を判断し，適切な方法で清潔ケアを実践します．

　清潔ケアと治療上必要な処置が重なった場合，治療に関連する処置を優先する必要があります．しかし，清潔ケアは，全身を観察する貴重なタイミングともなります．とくに初めて担当する患者の場合，その機会は，清潔を保つという目的以外にも，得られるものが多くあります．

●どうすれば，正解？

1）他職種と時間調整した場合は予定通りに

　このケースでは，業務のスケジュールの組み立てを中心に考えます．

　日々の業務には，清潔ケアや処置のほかにも，やらなければいけない処置や確認事項がたくさんある中で優先順位を考えています．なかには，医師やそのほかの関連職種と協力し時間調整をしている場合もあり，業務が円滑に進むよう，タイムスケジュールを組み立てる必要があります．

　今回のケースでは，状態観察に時間がかかり，予定していた清潔ケアが残ってしまいました．医師と処置の時間をあらかじめ決めていた場合は，まず医師に事情を説明し，医師の都合を確認してみましょう．医師も，外来や他患者との都合があるので，調整できない場合もあります．できない場合は患者に説明し，処置後に清潔ケアをさせていただく了承を得ましょう．

2）患者に苦痛などがあった場合は，苦痛の軽減が最優先に

　初めて担当する患者の場合，状態観察に時間がかかることは予測できます．業務を開始する前に先輩看護師に相談し，決められた時間までに清潔ケアを終えることが

⑩ 医師指示への対応・処置介助

優先順位はコレ！

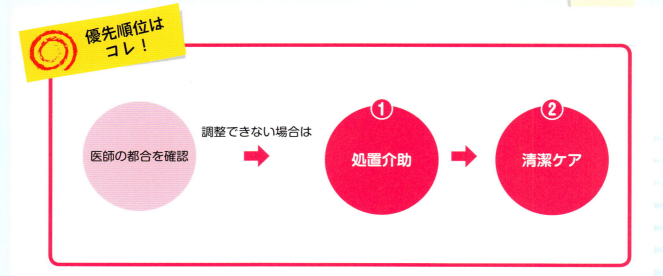

できるよう協力してもらう方法や，清潔ケアの時間を遅らせる方法についてアドバイスをもらうことで，1つひとつのケアや処置を確実に行うことができるでしょう．

しかし，状態観察が遅くなった理由が，患者に痛みなどの苦痛が生じており，状態観察すらスムーズに行えない場合もあると思います．その場合には，患者の苦痛を軽減することが最優先となります．先輩看護師に，患者状態とともに予定通りの処置を行うことが困難な状況にあることを早めに報告しましょう．さらに，その状態を医師へ報告することによって，あらかじめ処置の時間を変更することも可能になると思います．

3) おおよそのタイムスケジュールを立てながらも，患者状態に合わせて対応する

限られた時間の中で，複数の受け持ち患者のケアを安全に行うためには，1つひとつのケアや処置にどのくらいの時間が必要になるのか把握したうえで，タイムスケジュールの組み立てが重要になります．しかし，患者の状態変化や急な処置が入ることもありますので，その場合には臨機応変な対応が必要となります．

自分一人で対応不能な場合は，同勤務者に早めに協力依頼をするなどの行動をとりましょう．

(小幡祐司)

関連しておさえておきたい コツ ワザ

タイムスケジュールの組み立て

たくさんの患者を担当する中で，業務のタイムスケジュールを組み立てていると，つい業務優先となってしまうことが多くあると思います．決められた処置やケアを確実に行うことは重要です．しかし入院環境は，患者にとって生活の場であることを忘れてはいけません．

日々のタイムスケジュールを患者と共有し，予定通りに進まないときにはその理由を説明し，どのように対応していくのか伝えていくことも大切です．また，先輩看護師とタイムスケジュールの組み立てを振り返り，アドバイスをもらうことも大切ではないでしょうか．

第3章 —多重課題に強くなる ケアカンファレンス・シミュレーション—

Case 63 食事のセッティングをしているとき，医師が来てガーゼ交換の処置介助を依頼された．同時に患者はトイレに行きたいと言っている．

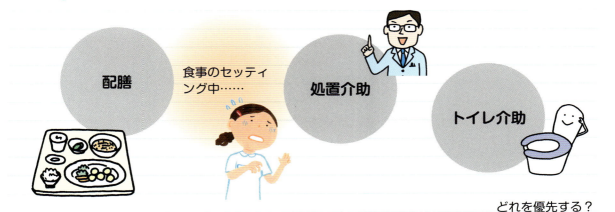

どれを優先する？

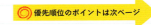
優先順位のポイントは次ページ

⑩医師指示への対応・処置介助

迷いどころや陥りがちな 行動

　医師から依頼された処置を優先させ，患者を後回しにしていないでしょうか．「医師から依頼されたから，何となく……」という思いや，医師がいるこのチャンスを逃してはならないと処置を優先することはないでしょうか．

　処置は診療の補助業務で，食事やトイレは生活援助です．診療の補助は優先順位が高くなり，生活援助は優先順位が低くなりがちです．

正しい動き方・考え方とその 根拠

●できごとを評価してみよう

1) ガーゼ交換の時間は適切なのか

　食事のセッティングをしているということは，食事時間帯であることが考えられます．その状況から，この時間がガーゼ交換の時間として適切であるかということを考えます．

　ガーゼ交換をする患者にとっては，不快なガーゼを先に交換してから食事摂取できるのであれば，気持ちよく食事できます．しかし，他患者にとっては，配膳前であれば問題はないかもしれませんが，まさに食事を目の前にして「さあ食べよう」としている状況で，不快な匂いがあれば食欲は減退するのではないでしょうか．

　ガーゼ交換は，どうしてもこのタイミングで行わなければならないのか，ガーゼの汚染具合によって時間の調整が必要であると考えられます．

2) トイレは待つことができない

　食事は患者に待ってもらえますが，トイレは待つことができません．もし，患者に待てると言われても，認知症があればベッドから自分で移動し，転倒や転落のリスクがあります．トイレまで介助しても同じです．やはり，そばを離れると転倒の危険はあります．

　食事は患者の入院中の楽しみでもあり，絶食検査後の患者であれば，待ちに待った食事であり，早く食べたいという強い希望もあると思います．よって，他のスタッフに依頼できるのであればセッティングをお願いし，配膳とともに食事を開始できるよう配慮する必要があります．

●どうすれば，正解？

　まず，患者と医師に，同時に処置を依頼されていることを伝えます．そして，それぞれの状況を確認し，優先順位が高く，時間の猶予がないことから実施します．

165

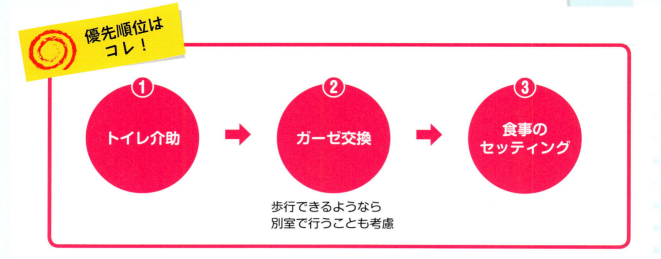

優先順位はコレ！

① トイレ介助 → ② ガーゼ交換 → ③ 食事のセッティング

歩行できるようなら別室で行うことも考慮

　臭気等の環境に配慮し，もし不快な臭気や汚物などがあれば素早く片づけ，換気などを行い，誰もが気持ちよく食事ができるように環境に配慮します．ガーゼ交換が必要な患者が歩行できるのであれば，別室で行うことも考慮します．病室で行うのであれば，プライバシーに十分注意します．

　医師の処置は今必要なのかを確認し，もし，ガーゼ汚染が軽度で食事時間を避けることができれば，優先順位は低くなります．しかし，緊急性が高い場合や，ガーゼ汚染がひどく患者も不快であれば優先順位が変わり，最初に行うことが必要となります．

　トイレに行きたいと訴えた患者は，時間的猶予がありません．患者がトイレに行き，その場を離れられる状況であれば，他患者の食事セッティングを終了させることもできるかもしれません．この状況では，<u>トイレに行きたい患者を最優先し，その後，ガーゼ交換か食事のセッティングを行います</u>．もしガーゼ交換に時間がかかりそうであれば，自分の置かれている状況を伝え，食事セッティングかトイレ介助を他のスタッフに依頼することも必要です．

（庄田恵子）

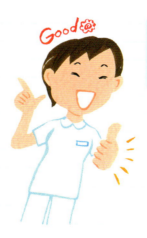

患者，医師，それぞれに状況を確認，説明し，時間の猶予がないことから実施します

 関連しておさえておきたい コツ ワザ

日常生活援助が診療の補助より優先されるとき

　診療の補助が優先されることが多くなりがちですが，日常生活援助が診療の補助よりも優先される状況は多くあります．私たちは，医師が来棟した際にはチャンスとばかりに処置や指示をお願いしてしまいます．しかし，患者さんも同じです．看護師が訪室している今がチャンス！と思っているかもしれません．

　そのなかで優先すべきものはどれなのか，皆が気持ちよく過ごすためにはどのようにすればよいかを考えて行動すれば，優先順位がみえてきます．

　また，日頃から医師とのコミュニケーションを良好にしておくことで，重複した処置もお互い苦痛なく調整できるようになります．

⑪ 急変時多重課題

Case 64

循環器病棟で，ベッドサイドで転倒してしまったとAさんからコールがあって訪室すると，隣のベッドのBさんが激しい胸痛を訴えた．

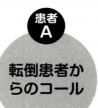

患者A　転倒患者からのコール

循環器病棟の大部屋で……

患者B　胸痛の訴え

どちらを優先する？

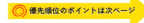
優先順位のポイントは次ページ

迷いどころや陥りがちな 行動

転倒したAさんのところにいち早くかけつけて状況を確認したいところですが，隣のベッドのBさんからも胸痛の訴えがあり，どちらを優先すべきか迷いますね．こんなとき，一方の患者の初期対応が遅れる状況になりがちではないでしょうか？

ナースコールなどで応援を呼ぶことはできますが，応援が到着するまでは1人で対応する必要があります．

正しい動き方・考え方とその 根拠

●できごとを評価してみよう

転倒の状況によっては，頭部外傷や骨折などの外傷がある可能性があります．生命に危機的な状況が発生していることが考えられるので，迅速な対応が必要です．

また胸痛は，心筋梗塞や大動脈疾患，肺塞栓など命にかかわる重大な疾患の徴候である可能性があり，こちらも早急な対応が必要になります．

●どうすれば，正解？

1）まずはBさんの第一印象を確認

訪室した際に胸痛を訴えるBさんに対して，「いつからですか？ とても痛みますか？」と症状を確認しながら第一印象の評価（呼吸，循環，外観と意識）を行います．さらに転倒患者の対応もあるため，1人では対応が困難と判断し，ナースコールで応援を依頼します．このとき，心電図モニタを依頼しておくとよいでしょう．

第一印象の評価で急変につながる症状がなければ，Bさんに「すぐに対応しますね．ほかの看護師を呼んでいます」と説明し，転倒したAさんの対応に移ります．Bさんの側を離れる際は，Bさんに「隣にいますから大丈夫ですよ」と，安心させるような声かけをしておきましょう．

2）Aさんの第一印象の評価から緊急度を判断

次に，転倒したAさんに対して，症状を確認しながら第一印象の評価を行います．第一印象の評価でAさんの意識レベルや呼吸，循環，外観に異常がなければ，早急に対応が必要な状況ではないと判断します．しかし，この段階でAさんが転倒した原因が不明であることや，脳挫傷や骨折などの可能性が否定できないため，動かすことのリスクを考えて，Aさんに「応援が到着するまでは，この場を動かないでください」と説明し，応援が来てから複数人でベッドに戻すようにします．

一方，激しい胸痛を訴えるBさんの状況から，緊急を要する重大な疾患の徴候である可能性が考えられます．Aさんの安全を確認した後，Bさんの観察に戻り，バイタルサインを測定しながら，胸痛で考えられる原因を推測し，症状の問診を行います．

Bさんのバイタルサインの測定をしながら，胸痛で考え

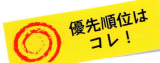

優先順位はコレ！

① Bさんの胸痛のアセスメント → 急変につながる症状でなければ → **②** Aさんの転倒対応 → 早急に対応が必要でなければ → **①②** Bさんの対応に戻る

ナースコールで応援を依頼　　　　第一印象を評価する

られる原因を推測し，症状の問診を行います．この間にも転倒したAさんに声かけを続け，意識状態の変化がないか確認しましょう．第一印象の評価で転倒したAさんに異常がなかったとしても，頭蓋内出血や脳の損傷がある場合は，後々神経症状が出現する可能性があるためです．

3）応援の到着から心電図検査へ

応援が到着したら，心筋虚血を疑ってBさんの心電図検査を行います．迅速な対応が必要な可能性があるので，検査後には早急に医師に報告して対応できるようにしましょう．

また応援が到着したら，Aさんの対応を依頼します．応援者には，Aさんのバイタルサイン測定と疼痛部位や打撲部位などの確認をしてもらい，動いても大丈夫であることを確認してからベッドに戻ってもらうようにしましょう．

（岡崎利恵）

引用・参考文献
1）日本医療教授システム学会監，池上敬一ほか編著：患者急変対応コース for Nursesガイドブック．中山書店，2008．

関連しておさえておきたい コツ・ワザ

胸痛の緊急性を理解しよう

胸痛は，心筋梗塞や大動脈解離，肺塞栓など命にかかわる重大な疾患の徴候である可能性があります．心筋梗塞や大動脈解離，肺塞栓であれば，急激に状態が悪化し，ショック状態に移行しうる危険な状態といえます．

看護師の初期対応が救命を左右するという意識をもち，迅速に対応することが必要です．

関連しておさえておきたい コツ・ワザ

第一印象を観察して緊急性を見極めよう

状態変化があった場合の初期対応で重要なのが，第一印象の評価です．第一印象の評価は，患者と対面した数秒で「呼吸」「循環」「外観・意識」をポイントに，急変につながる可能性のある症状（図1）を五感でキャッチします．

第一印象の観察をすることで，急変に結びつく状態であるかどうかを瞬時に見極めることができ，優先順位の判断につながります．

図1　急変につながる可能性のある症状

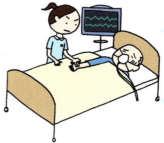

循環に関する症状
- 脈の触知（微弱・消失）
- 脈拍数（速い・遅い）
- 冷感
- チアノーゼ
- 冷汗

外観・意識に関する症状
- 苦悶様表情
- 意識がはっきりしない
- 顔面蒼白

呼吸に関する症状
- 努力呼吸
- 呼吸数異常　・喘鳴

第3章 ―多重課題に強くなる ケアカンファレンス・シミュレーション―

Case 65

23：50ごろ，ARDSで挿管中の患者のSpO$_2$が86％まで低下．呼吸ケアの指示があるが，点滴交換が3人分重なり，水分出納バランスのチェックもしなければならない．

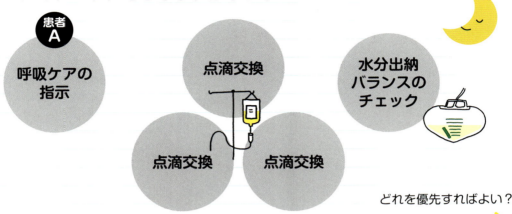

どれを優先すればよい？

優先順位のポイントは次ページ

迷いどころや陥りがちな 行動

　23：50といえば，翌日0時から開始される点滴の交換や，水分出納バランスのチェックが迫ってきている時間です．そのようななかで，人工呼吸器装着患者のSpO$_2$低下があると，焦りますよね．

　呼吸ケアを開始すると時間がかかる可能性があります．一方で，点滴交換や水分出納のチェックはルーチン業務であり，先に手早く済ませたいと考えがちではないでしょうか．

図1　酸素解離曲線の移動

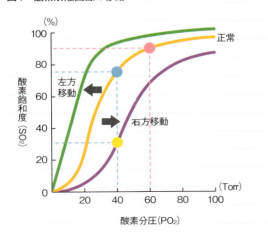

正しい動き方・考え方とその 根拠

●できごとを評価してみよう

　SpO$_2$が86％まで低下した患者の呼吸ケアですが，ARDS（急性呼吸窮迫症候群）であり，病状は重篤と考えられます．呼吸ケアといってもさまざまなものがあり，やみくもに実施することはできません．きちんと患者をアセスメントしたうえで実施すべきです．また，酸素解離曲線から予測される酸素分圧は50Torr台です（図1）．低酸素血症が進行した場合，心虚血性変化など，さらに重篤な状態に陥る危険性があります．

　点滴の交換では，患者によってTPN（完全静脈栄養）など24時間の点滴管理を行っている場合，施設や病棟によっては，0時更新の指示もあるでしょう．交換が大幅に遅れた場合は，点滴が終了しルート閉塞の危険もあるので，できるだけ優先的に実施したい課題です．

　水分出納バランスのチェックは，患者の状況によっては非常に重要ではありますが，測定が遅れたからといって，すぐに生命の危機に陥ることはほとんどありません．

●どうすれば正解？

1）生命の危機にかかわる呼吸ケアを優先

　このケースでは，まずSpO$_2$が低下しているARDSの

ARDS：acute respiratory distress syndrome，急性呼吸窮迫症候群　　TPN：total parenteral nutrition，完全静脈栄養

優先順位はコレ！

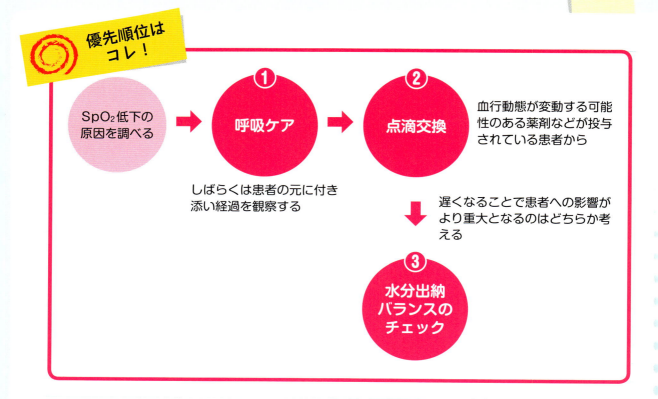

患者の生命を守ることが最優先でしょう．なぜSpO_2が低下したのか，フィジカルアセスメントを行い患者の状態把握を迅速に行います．SpO_2低下の原因がわかれば，適切な呼吸ケアを実施します．

ケアの実施後は，すぐにでも次の課題に移りたいところではありますが，しばらくは患者の元に付き添い経過を観察します．呼吸ケア後でもSpO_2の改善がない場合は，医師や他スタッフへの応援が必要な場合もあります．また，SpO_2低下時は，フィジカルアセスメントと同時にパルスオキシメータのSpO_2センサーテープの剥がれや浮きがないかの確認も行いましょう．

2）点滴交換と水分出納バランスのチェックが遅くなることの影響を考慮

点滴交換は3人分重なっていますが，側管からカテコラミンなど重要な薬剤が投与されている患者の点滴から交換しましょう．万が一，点滴が終了してしまった場合には，血行動態が変動する可能性があります．

水分出納バランスのチェックにより，輸液や輸血の調整，または利尿薬投与の指示がある場合には，できるだけ早く把握を行いたいところです．しかし，ルーチンケアでの測定の場合や，血行動態が安定している場合には，水分出納バランスの計算が30分程度遅くなっても患者への影響は少ないでしょう．

点滴交換と水分出納バランスのチェックは，どちらを優先と判断するか迷うと思います．その場合は，遅くなることで患者への影響がより重大となるものはどちらであるかを考えましょう．

（森下久美）

関連しておさえておきたい

酸素解離曲線を把握しておこう

ICUの場合は，動脈ライン留置によりすみやかに血液ガスの測定が可能です．しかし，病棟ではそういうわけにはいきません．

そのため，経皮的動脈血酸素飽和度（SpO_2）をモニタリングしている患者の場合には，常に酸素解離曲線（ODC）との関係を考えながら患者アセスメントを行うとよいでしょう．しかし，酸素解離曲線は，pHや体温などの影響により左右へシフトするため，この指標は常に一定ではないことも理解しておく必要があります（図1）．

ODC：oxygen dissociation curve，酸素解離曲線

Case 66

緊急入院でICUに患者が入室したが，点滴とルートの交換，ドレーン3本の消毒，脳室ドレナージの0点を合わせる，採血，挿管チューブの再固定，バイタルサインの確認，術衣からの着替えが重なり，どれを優先したらよいかわからない．

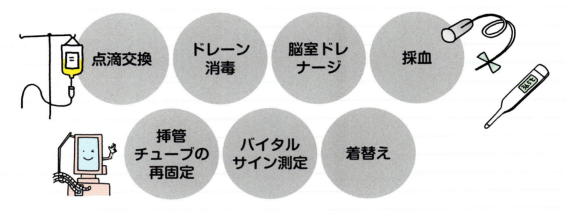

どれから行えばよい？

優先順位のポイントは次ページ

迷いどころや陥りがちな 行動

ICUでは，看護師が多数勤務しているため，課題に対する協力が得られる場合もあります．しかし，患者の病状によっては，1人でこの多重課題を行わなければならない場合もあるはずです．

課題が多い場合には，ついつい簡単にできることから終わらせようと考えてしまいがちです．さて，どの課題から行動すればよいのでしょうか．

正しい動き方・考え方とその 根拠

●できごとを評価してみよう

まず，バイタルサインは「生命の徴候」なので，どの患者であっても最優先で確認します．そのほかの課題は，「優先しなかった場合に起こりうる弊害と，その弊害の大きさ」がどうであるか，また，ルーチンケアであるか否かも評価しましょう．

●どうすれば正解？

患者がICUへ入室した際，生命の徴候であるバイタルサインの確認を行わなければ，次の課題を開始すべきではありません．よって，この患者の場合の最優先課題は，バイタルサインの確認となります．

次に，どの課題に対して行動するか，ここでは，「優先しなかった場合の弊害」を元に考えてみましょう．挿管チューブやドレーン3本は，予定外抜去が起こった際に重大な処置を要するので，適切な固定が必要です．ドレーンは手術室で再挿入となりかねないので，バイタルサインの確認後，すみやかに挿管チューブのテープ止め換えやドレーンの消毒を行います．脳室ドレナージは，

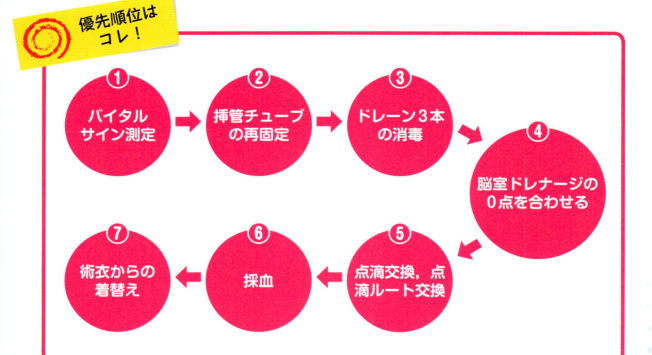

<u>髄液量管理や脳圧測定を行うという意図から考えると，できるだけ早く0点を合わせて管理が開始されるべきです．</u>

　点滴交換と点滴ルートの交換，採血，術衣からの着替えはルーチン業務なので，この場合，優先度は低くなります．優先すべき課題が終わったあとに行動してよいでしょう．

　点滴やルート交換を行うときは，昇圧薬や降圧薬など，循環作動薬使用の有無をきちんと確認し，安全に行います．採血の結果輸血を開始する可能性があれば，点滴交換などよりも先に実施しましょう．術衣からの着替えは，血行動態が不安定な場合は患者を動かすべきではないため，きちんと動かしてもよいかをアセスメントして行いましょう．

（森下久美）

最優先
・バイタルサインの確認

優先しなかった場合弊害がある
・挿管チューブの再固定
・ドレーンの消毒
・脳室ドレナージの0点合わせ

ルーチン業務
・点滴　　・ルートの交換
・採血　　・着替え

―― 関連しておさえておきたい

ICUへ緊急入院となった家族への対応

　ICUへ緊急入室があった場合，看護師は患者のケアに集中しがちですが，患者同様，その家族も危機的な状況に陥っている可能性が高いです．待合室で長いあいだ待っている家族の不安な気持ちを察し，あとどのくらいで面会が可能であるのか，また，医師からの説明がいつ受けられるのかなど，きちんと説明を行うことが必要です．

　患者に対し優先すべき課題はすみやかに行い，待てる課題は家族との面会を行ったあとに実施するのもよいでしょう．

第3章 —多重課題に強くなる ケアカンファレンス・シミュレーション—

Case 67
夜間，Aさんの採血3本中の2本目を採っている最中に，隣の病棟で心停止が発生．新人しか手があいていないようで，直接応援要請がきた．

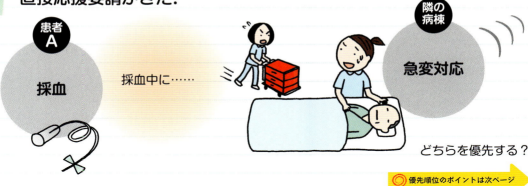

どちらを優先する？

優先順位のポイントは次ページ

迷いどころや陥りがちな 行動

　採血の中断はできるだけ避けたいし，だからといって急変の応援要請も放ってはおけない状況です．このような場合，採血はあとすこしで終わるから，その後で応援に行こう，と考えがちではないでしょうか．もし，採血をいったん中断し抜針したら，再度針を刺す必要もあります．

　休日や夜間の場合は，病院全体でスタッフの人数が減ります．そのため，通常であれば自部署で対応が可能な急変対応も，困難な場合があります．院内の救急コールをして応援が来るのを待って，と思いたいですが，隣の病棟看護師は，あなたに声をかけている状況です．

　しかし，心停止に対する蘇生と緊急度を比較するとどうでしょうか．心停止への対応は，1分1秒を争い，命を奪いかねない事態です．このように考えると，正解が出しづらい困難事例ですね．

●どうすれば，正解？
1) 蘇生の応援に行くための人員を調整する
　隣の病棟スタッフが応援要請にきて，最初に出会ったのがあなただったのでしょう．しかし，病棟内には他のスタッフも勤務していますので，必ずしもあなたが行かなければならないという選択肢だけではないと思います．もちろん，同勤務者がどの程度の蘇生技術を有しているかにもよりますが，あなた以外のスタッフでも対応可能であれば，そのスタッフをすぐさま呼び人員配置の調整をします．

　スタッフを呼ぶ場合は，病棟内で急変が起こったときと同じように，ナースコールで呼ぶなど他の患者さんへの配慮を忘れずに行いましょう．

2) 採血を交代し，自らが蘇生の応援に行く調整をする
　同勤務者の蘇生スキルが高くなく，あなたが行くことが最善だと判断した場合，Aさんの苦痛とリスクを最小限に抑えるために，同一勤務者に採血を交代してもらうという方法もあります．

　Aさんには端的に事情を説明し，同一勤務者との交代時に抜針してしまわないよう，注意深くかつすみやかに交代します．

3) 採血を中断し，自らが蘇生の応援に行く調整をする
　自部署のさまざまな状況を考察したうえで，採血を

正しい動き方・考え方とその 根拠

●できごとを評価してみよう
　もし採血を中断すれば，患者はもう一度針を刺されることになります．また，夜間の採血なので，採血の結果により何かしらの緊急処置や薬物治療が開始となる可能性もあります．

　応援要請を受けた時点で，あと2本の検体採取であれば，数分のうちに採血を終了することも可能でしょう．さらに，採血の中断および再度侵襲を与えるということは，Aさんに対する倫理的問題も考えなければなりません．

⑪急変時多重課題

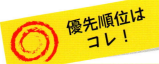

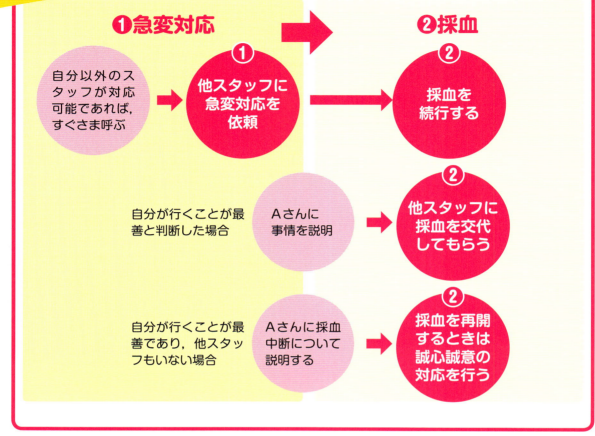

中断して自らが隣の部署へ応援に行くことが適切だと判断することもあるでしょう．その場合，採血の中断についてAさんに説明を行います．

どのような理由であるかは説明しなくとも，「緊急処置のため，申し訳ありません」ときちんと謝罪をします．

また，採血を再開する場合には，「お待たせして申し訳ありません．もう一度針を刺させていただきます」など，誠心誠意の対応を行いましょう．

(森下久美)

院内急変時の対応

急変対応に際して確認しておくべきことは，救急カートの中身です．ICUや小児科は特別な物品が装備されているかもしれません．しかし，多くの場合，病棟に配置されてある救急カートの物品や薬剤は統一されているはずです．そのため，何段目の引き出しに挿管セットがあるのか，どのような薬剤が常備してあるのかは必ず頭に入れておく必要があります．

そうすることで，自部署以外での急変対応でも迅速な介助が可能となります．

また，院内のどこにAED（自動体外式除細動器）が設置されているか，緊急コールの番号は何番かを確認しておきましょう．このことは，新人看護師も知っておくべきことですので，新人オリエンテーションなどを利用して，必ず周知徹底しましょう．

AED：automated external defibrillator，自動体外式除細動器

第3章 —多重課題に強くなる ケアカンファレンス・シミュレーション—

Case 68

下血の精査目的で入院したAさんが吐血した．
対応しようとしたところ，別室の肺炎で入院中のBさんが冷や汗をかき，腹痛を訴えている．
さらにCさんの家族から，Cさんの眼鏡がないと問合せがあった．

患者A	患者B	家族
吐血の対応	腹痛の訴え	家族からの問合せ

何を優先する？

優先順位のポイントは次ページ →

迷いどころや陥りがちな 行動

2人の患者に症状があり，さらにご家族からの問合せがあり，それぞれ放っておけない状況ですね．このような場面では，吐血した患者と腹痛を訴える患者それぞれへの対応が迫られ，どのように行動すればよいのか迷ってしまいます．

ほかのスタッフも勤務しており，誰かが対応してくれると思いたいですが，スタッフもラウンドの時間．探しにいかなければならない状況です．そして，あなたを最初に見つけた家族が声をかけている状況．さて，どうすればいいのでしょう．

正しい動き方・考え方とその 根拠

●できごとを評価してみよう

下血の精査目的で入院したAさんは，下血の原因は明らかではありません．症状から考えると，口から肛門までの消化管全域のどこかから出血があることはいうまでもありませんが，そこに吐血となれば，上部消化管もしくは食道からの出血が考えられます．新たな症状が出現しているので，ほかに何もない状況の場合，最優先課題です．

しかし，Bさんは冷や汗をかき腹痛を訴えています．肺炎とは別の症状があり，何かが起こっていることが考えられます．Bさんは，冷や汗が出るほどの腹痛があるわけですから，強い痛みがあると考えられ早急な対応が必要です．

では，Cさんの家族はどうでしょう．家族やCさんに症状があるわけではありません．ただし，面会に来た家族が問合せをしているため，状況を確認する必要はあります．面会時に，入院中の患者のことを気にかける家族の姿は，当然のことと考える必要がありますね．

●どうすれば正解？

Aさんは下血があり入院したため，消化管出血の原因究明のため検査は予定されていたはずです．そこに吐血が出現しているため，ショックに陥っていないか迅速にアセスメントします．ショック状態にあれば，応援を呼び緊急検査になることを考え対処する必要があります．ショック状態でなければ安静にしてもらい，緊急検査の確認などを行い，迅速に次の業務を選択します．

Bさんの腹痛とCさんの家族対応は，状況が切迫しているかを考えます．Bさんは，腹痛を伴い冷や汗をかいている状態であり，原因検索が急務です．入院中の生活状況など，腹痛の原因となることを考えながら，バイタルサインから緊急度を判断します．X線などの検査による原因検索に時間を要することも考えられる場合，Cさんのご家族にはすこし待ってもらうほうがよいでしょう．

しかし，Bさんの腹痛の原因検索と対処が優先されるあまり，ご家族に「お待ちください」のひと言で終わらせるような配慮のない対応は避けたほうが無難です．問合せへの対応が終了していないことを念頭に置き，Bさん

⑪急変時多重課題

175

優先順位はコレ！

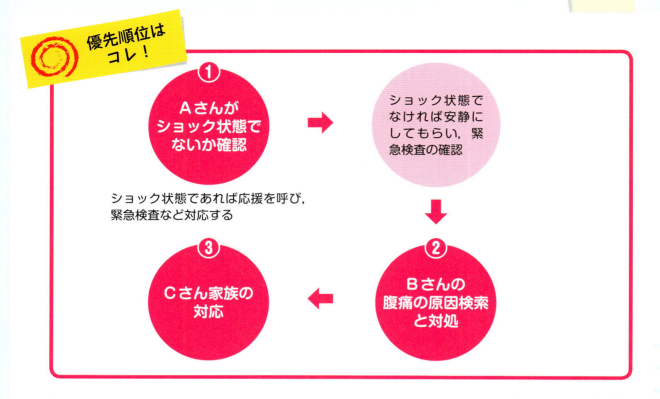

① Aさんがショック状態でないか確認

ショック状態であれば応援を呼び，緊急検査など対応する

ショック状態でなければ安静にしてもらい，緊急検査の確認

② Bさんの腹痛の原因検索と対処

③ Cさん家族の対応

の対応に目処がつく目安の時間をお伝えします．どの程度待てばよいのかわかるだけでも，家族の思いは変わります．また，腹痛への対応の優先度が高くても，家族対応のできるスタッフがいるようなら，状況を伝え代わってもらうことも必要でしょう．

（河村葉子）

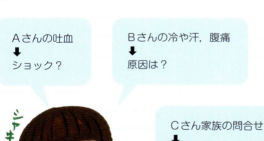

Aさんの吐血
↓
ショック？

Bさんの冷や汗，腹痛
↓
原因は？

Cさん家族の問合せ
↓
待ってもらえる？
代わってもらえる？

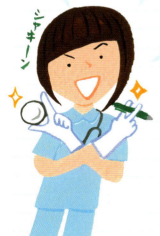

関連しておさえておきたい コツ ワザ

私物を紛失したご家族への対応

入院生活の中で必要なものを持参しているため，見当たらないとなると問合せがあるのは当然です．しかし，対応を疎かにし長時間放置することは避けなければなりません．

患者の救命を優先することは重要です．しかし，今回の事例のように家族は医療者側の状況はわかりません．家族が求めていることは何かを考え，面会の都合や滞在できる時間など，確認するひと言を伝えるだけでも安心感が得られると考えます．探してくれるかわからない状況は，苛立ちや不信感につながりかねません．

入院時から紛失に至るまでの状況をスタッフに確認する必要があり，家族にも時間をとりゆっくりと事実確認をする必要があります．誠意をもって探す意思があることを示し対応すれば，たとえ優先順位が3番目になったとしても，ご家族の苛立ちや不信感は和らぐでしょう．

第3章 —多重課題に強くなる ケアカンファレンス・シミュレーション—

⑫ 業務・ケア・治療の優先順位

Case 69

家族と患者の対応中，別の患者から介助を要請された．また同時に，予定された院内研修の時間になってしまった．

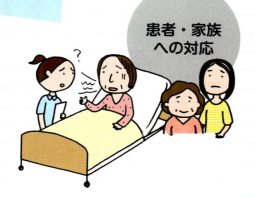
患者・家族への対応

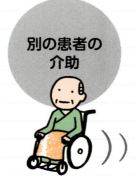
別の患者の介助

院内研修

どうすればよい？

優先順位のポイントは次ページ

迷いどころや陥りがちな 行動

　もし，家族や患者から不安を訴えられたら，その場を離れにくいですね．そんな中で別の患者からトイレ介助を要請されたら，葛藤が生まれます．そのうえ，研修の時間になったら，先輩には「早く行きなさいよ」と言われ，さらに焦ることでしょう．

　しかし，研修に行くために家族と患者への対応を中断すると，互いに言いたいことが言えずに終わるかもしれません．また，別の患者からの介助を断れば当然，患者を我慢させることになり，冷たい人と勘違いされるかもしれません．

正しい動き方・考え方とその 根拠

●できごとを評価してみよう

　「家族・患者への対応」「別の患者の介助」の内容を確認しましょう．その内容次第で優先順位を決める必要があります．

　家族と患者の不安に対応していた場合，話を中断すると，後で話を聞いてもそのとき訴えたかった内容をまた話してくれるとは限らず，不安は軽減されないかもしれません．そのため，対応の優先順位は高くなります．

　「別の患者の介助」を，ここでは排泄介助として考えてみましょう．排泄介助も患者にとっては一刻を争う場合があります．もしトイレに間に合わず失禁してしまうと，患者は強い羞恥心を覚え，1人でトイレに行けないことや，入院生活に対して嫌悪感を抱く可能性があります．また，更衣を要するため，さらに時間がかかってしまうでしょう．そのため，排泄介助もまた優先順位が高いといえます．

　一方，研修はどうでしょうか．目の前の患者や家族のケアに勝る業務はないでしょう．しかし，業務中の研修もまた業務であり，自身の成長に影響を与えるものに間違いありません．

●どうすれば，正解？

1）現実は時間が決まっている研修が優先

　研修はあらかじめ開始時間がわかっているので，それまでのスケジュールを調整する必要があります．また，施設によって規則はさまざまですが，面会時間が決められている施設が多いため，家族が面会に来るとしたら「○時から」と予想もできるでしょう．そのうえで，「○○さ

優先順位はコレ！

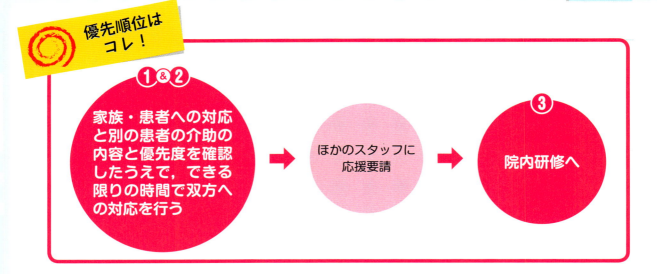

んはいつも○時ごろにトイレに行くから」など排泄リズムが把握できれば、事前に声をかけることができ、"先を読んだ"看護ができます。

現実的には、急変の場合を除いて、研修に参加せず患者のケアを行うということはむずかしいでしょう。また、すでに予定されていた研修の時間になっており、持ち時間はゼロであるため、<u>短時間で対応可能な内容であれば自分で対応しますが、ほかのスタッフに助けを求めざるをえません</u>。ほかのスタッフに依頼するときは、どのようにしてほしいかを含めて依頼します。そして、すみやかに研修会場へ向かい、遅れてしまったことを謝りましょう。

2) 家族同士でじっくり話し合う時間をとる

対応中の家族と患者の話の内容が、急変時に蘇生処置を希望するかなど深刻であればあるほど、家族同士でゆっくり話していただく必要もあるでしょう。そこで、話の腰を折らないように注意しつつ、家族同士の対話を勧め、のちほどまた伺う旨を伝えましょう。仮に研修が1時間以上かかるものであれば、長時間家族と患者を待たせるわけにはいかないので、ほかのスタッフに話し合いの結果を聞いてもらうよう依頼する必要があります。

また、別の患者からの介助要請は、希望される介助の内容を伺い、排泄介助など急を要する内容であれば、すぐにほかのスタッフを呼び介助を依頼します。

(篠田純平)

引用・参考文献
1) 岩瀬左代子：救急ナースになる前に「これだけは！」身につけたい必須ナレッジー救急患者・家族対応. Emergency Care, 27(4)：365-369, 2014.

関連しておさえておきたい

「すこし」の伝え方の工夫

患者数より看護師の数が少ないため、患者や家族を待たせてしまう場面が少なくありません。その際に気をつけなければならないのは、看護師のいう「すこし」と患者や家族が感じる「すこし」は体感時間が違うことです。

看護業務は非常に煩雑化しやすいため、患者や家族を長時間待たせているという感覚が薄くなりがちです。そのため、安易に「少々お待ちください」などと声がけをすると「すこしって言ったのに」とすれ違いをまねくおそれがあり、状況によって使う言葉を変える必要があります。

たとえば、対応中であった家族と患者が深刻な話をしていた場合、「家族同士でゆっくりお話しください。また伺います」と伝えてはどうでしょうか？ 話の結論を焦らせる印象を薄くすることができるかもしれません。

一方、別の患者からの介助要請が排泄介助であった場合、尿意・便意が切迫していればすぐに対応すべきですが、切迫していない場合は「少々お待ちください」より「5分お待ちください」など、具体的な数字を伝えてはどうでしょうか？ ほかのスタッフに介助を依頼して、排泄介助が行えるまでの具体的な提示ができるため、不快感は少なくなるかもしれません。

第3章 ―多重課題に強くなる ケアカンファレンス・シミュレーション―

Case 70 転棟患者のサマリーを作成しなくてはならないが，ほかの患者のリハビリ介助も必要．

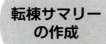
転棟サマリーの作成

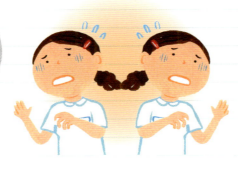

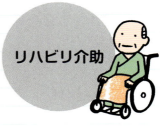
リハビリ介助

どちらを優先する？

優先順位のポイントは次ページ

迷いどころや陥りがちな 行動

　患者やセラピスト（理学療法士・作業療法士・言語聴覚士）を待たせたくありませんが，リハビリを優先させると，最低でも1単位20分かかります．しかも，リハビリ前に患者に起きてもらい，終わったらベッドに寝てもらうなど，前後のケアも必要になると，転棟時間になってしまうかもしれません．

　また，転棟サマリーを作成するのには，ある程度まとまった時間が必要でしょう．そのため，転棟サマリーを作成するのに夢中になり，ほかの患者のリハビリを待たせてしまうと，患者は怒ったり，リハビリに対するモチベーションを失ってしまうかもしれません．

　加えて，セラピストも1日に行うことができる単位数が最大24単位と決まっています．持ち時間が少なくなり，ほかの患者のリハビリに行かなくてはならない時間になると，必要なリハビリが十分に行えなくなるかもしれません．

正しい動き方・考え方とその 根拠

●できごとを評価してみよう

　転棟は，病棟間で転棟時間を決めており，時間的制約があります．しかも，転棟先での看護は転棟と同時に始まるため，情報の共有は必須です．しかしながら，形式に沿ったサマリーだけではなく口頭での申し送りという手段もあるため，必ずしも転棟時に完成したサマリーがなければいけないわけではないのではないでしょうか．

　一方，リハビリをセラピスト単独で行えず介助を要する状態ということは，離床時に支えを要する患者であったり，ルート類が多く移乗が大変な患者の場合もあります．看護師としても，リハビリの進行状況を確認し，日常生活援助に取り入れたり，ケアプランの見直しを検討する情報とすることもあるでしょう．

　病状や病期によっては，リハビリに対するモチベーションはそれほど高くなく，「つらいからやりたくない」と考える患者もいます．逆に，リハビリに対するモチベーションが高く，楽しみに待っている患者もいます．加えて，患者とセラピストには時間的制約があります．

　なにより大事なのは，患者の機能回復のためにもリハビリは重要な介入であるということです．よって，リハビリの介助は優先順位が高いといえます．

●どうすれば，正解？

1）安全・安楽を第一にリハビリ介助を進める

　優先順位は，リハビリ介助が優先されます．可能であれば，リハビリ介助を行って，かつ転棟時間までにサマリーを完成させて申し送りたいですね．しかしながら，「ほかにも受け持ち患者はいるし，ナースコールは鳴るし……」というのが現実でしょう．

　そこで，安全・安楽を第一に，リハビリ介助を優先に進めていきます．リハビリ介助は，転棟時間に気を取

⑫業務・ケア・治療の優先順位

179

優先順位はコレ！

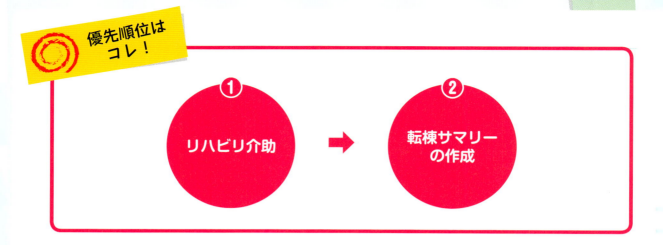

られ介助がおろそかになったり，リハビリ後のポジショニングで手を抜いてしまうと，効果的なリハビリにならないうえに，予定外の処置やナースコール対応に追われるおそれがあります．そのため，自分の能力もふまえたうえで「間に合わない」と予測ができた時点で，転棟先に転棟時間よりすこし遅れる旨を一報する，遅れてサマリーを完成させることを申し送るなど，時間と気持ちのゆとりを作るのも1つの手段でしょう．

2) 転棟のタイムスケジュールは立てやすい

そもそも転棟は「○月○日○○病棟へ」と事前に決められていることが多いです．そのため，施設によりますが，前日など事前にサマリーを作成することができるでしょう．

とはいえ，連休が終わって出勤したらサマリーが作成されていない転棟予定の患者を受け持つこともあるでしょう．もし，セラピストに時間的猶予があれば，早い時間帯であれば交渉次第でリハビリの時間を融通してもらうことができるかもしれません．

それでもリハビリの時間調整ができなかったら，焦りますね．転棟もリハビリも時間的制約があることに間違いはありません．しかし，どちらも時間が決まっているので，タイムスケジュールは立てやすいのではないでしょうか．

（篠田純平）

引用・参考文献
1) 澤井映美：看護サマリーはここを押さえる！．月刊ナーシング，32(7)：64-74，2012.

関連しておさえておきたい

個別性が高く継続看護に役立つ看護サマリー

看護サマリーは，病棟が変わってもすぐに同じ質の看護が受けられるようにするのが目的です．施設によってフォーマットはさまざまですが，経過や治療内容，検査結果はカルテを見ればわかるので記載は最小限でよいでしょう．ただし，「皮膚が脆弱化しているので体位変換時は十分な除圧が必要」「左から話しかけると聞こえやすい」「長男は急変時に蘇生処置を希望しているが，長女は苦しめるような処置は希望していない」「夜間に徘徊があるため転倒注意」など，個別性が高く継続看護に役立つものになるよう心がけましょう．

関連しておさえておきたい

セラピストが来棟する前にリハビリの準備を

リハビリの介助は，セラピストが来棟する前の準備がスムーズなリハビリのカギになります．事前に「もうすこししたらリハビリが始まるので，座って待ちませんか？」などの声がけを行い，ギャッチアップなどの介入を行っておくと「これからリハビリだ」という意識づけとともに，起立性低血圧回避などにつながります．また，ルート類を整理して車椅子や履物などを準備しておくと，移乗がスムーズに行えます．これらの介入により，リハビリに向けて精神面と身体面，環境面が整うため，スムーズかつ効果的なリハビリが行えるでしょう．

Case 71
Aさんの輸血を開始した直後，Bさんのカテコラミンの残量アラームが鳴った．自分はその場を離れられない．

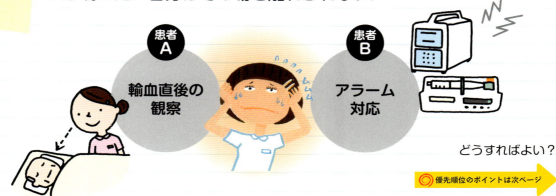

どうすればよい？

優先順位のポイントは次ページ →

迷いどころや陥りがちな 行動

　輸血開始から15分は患者のそばで観察しなければならないことは知っていても，もしBさんがカテコラミンを高流量で使用し血圧を維持している状態であれば，15分もの間Bさんの対応をしないわけにはいきませんね．その間にカテコラミンが完全に空になり，Bさんはショック状態に陥るかもしれません．

　仮にAさんは自覚症状を訴えることができたとして，少しなら目を離しても大丈夫・何かあったら呼んでくれると思い，Bさんのカテコラミンを作成・更新に向かったとします．Bさんのカテコラミン更新後に血圧を確認して，Aさんのもとへ戻ったら血圧が低下していたりアレルギー症状が出ていたりしたら……．恐ろしいですね．

　さて，どうすればよいでしょう．

正しい動き方・考え方とその 根拠

●できごとを評価してみよう

　輸血で最も恐ろしいのは，急性輸血副作用に分類される急性溶血性輸血副作用（AHTR）です．その原因の大部分はABO血液型不適合輸血が占めており，その症状は数分〜数時間（定義としては24時間以内）で現れるといわれています．

　発症のピークは5〜15分程度といわれ，輸血開始後5〜15分の間は患者のそばでバイタルサイン測定と観察

をするように決められているのはそのためであり，その場を離れることは非常に危険です．

　一方，カテコラミンの投与で血圧を維持している患者にとって，カテコラミンの投与が中断されることは，命綱が切れるような危険な状態であるため，回避しなければなりません．

●どうすれば正解？

1）輸血を始めている場合は観察が優先

　Bさんのカテコラミン更新時刻がそろそろだと思っていても，Aさんの血圧が低下しており緊急で輸血する必要があることもあるでしょう．その場合，すでにAさんの輸血を開始しているあなたは，輸血前の状態を最も理解しているとともに，副作用の徴候に最も早く気づくことができる看護師となります．

　そのため，Aさんから離れるべきではなく，他スタッフに助けを求めざるを得ないでしょう．

2）そもそも時間を予測して先にカテコラミンを更新しておく

　Bさんのカテコラミンを更新する時間を予測して，先回りすることはできなかったでしょうか？

　カテコラミンは，患者の状態に応じて，医師の指示のもと流量を調整する頻度がとくに高い薬剤です．8mL/時で投与中に残量が16mLであれば，更新時間は単純計算で2時間後になります．しかし，途中で投与量が増えれば更新時間は早くなり，逆に投与量が減れば更新時間は遅くなります．

　余裕を持って準備をしたのに減量の必要があり，実際の更新時間は何時間も後だった，という場合は，感染

AHTR：acute hemolytic transfusion reaction，急性溶血性輸血副作用

優先順位はコレ！

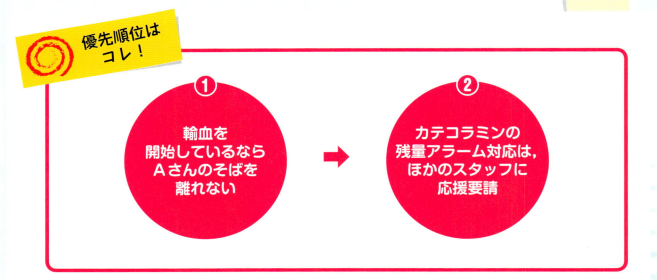

① 輸血を開始しているならAさんのそばを離れない → ② カテコラミンの残量アラーム対応は，ほかのスタッフに応援要請

面で問題が生じます．ただ，直前を意識しすぎて焦って更新するということもありえます．そのため，患者の状態と投与量から，更新時間を予測するのがむずかしいこともあるため，先輩に相談しながら準備するということも必要になるでしょう．

また，Aさんの輸血は1分，1秒を争う状況だったのでしょうか．輸血を開始するとAさんから15分は離れられなくなるのがわかっているので，もしそうでなければ，Aさん＜Bさんの優先順位に切り替え，先にBさんのカテコラミンを更新します．これにより，焦ってカテコラミンを更新する必要がなくなり，落ち着いてAさんの観察ができます．

（篠田純平）

引用・参考文献
1）斉藤沙織ほか：カテコラミン製剤のシリンジ交換に関する研究動向．日本臨床救急医学会雑誌，16(4)：551-556，2013．
2）松井晃：正しく知りたい輸液ポンプ・シリンジポンプ適応と投与時のポイント．月刊ナーシング，34(11)：77-85，2014．
3）下平滋隆：輸血患者の観察．輸血副作用対応ガイド（藤井康彦研究代表），p.1，日本輸血・細胞治療学会 輸血療法委員会，2011．
4）加藤栄史：副作用の症状．輸血副作用対応ガイド，（藤井康彦研究代表），p.2-4，日本輸血・細胞治療学会 輸血療法委員会，2011．
5）下薗崇宏ほか：急性輸血副作用への対応：早期診断方法と治療．INTENSIVIST，7(2)：303-315，2015．

輸血は緊急？ 待てるもの？　　カテコラミンの更新は予測できた？他スタッフに応援を頼める？

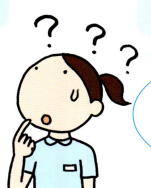

輸血後の観察
・急性溶血性輸血副作用などの観察
・輸血後5～15分のあいだはそばを離れないようにする

カテコラミン投与
・更新時間を計算して余裕を持って準備する
・焦って更新しないようにする

関連しておさえておきたい

シリンジポンプの特性

シリンジポンプは構造の特性上，シリンジを交換してすぐに設定した流量で投与することができないため，急いでパッとカテコラミンを更新しても，実際はすぐに設定されたとおりに投与されず，循環動態が不安定になります．

シリンジポンプのシリンジ交換手技にはたくさんの種類がありますが（**表1**），自施設で決められている方法はどのようなものでしょうか．いま一度プロトコルを確認し，もしもシリンジポンプの弱点をカバーしていない方法であった場合，先輩や上司，臨床工学技士と相談してみましょう．

表1 シリンジポンプのシリンジ交換手技

	方法名	解説	特徴
	1台のシリンジポンプを使用して行う方法		
あらかじめプランジャーと押し子の間隔は密着させて埋めておく	1台 ON・OFF法	一度薬液注入を止めて新シリンジに交換し，プライミングなしで再開	シリンジポンプの操作回数が少ない 間隔分のロス，モーターギアのかみ合わせに時間を要し，スタートアップタイムの影響を受ける
	プライミング法	シリンジを交換する際に新シリンジをポンプにセットしてから早送りボタンでプライミングを行い，薬液の流出を確認してから新シリンジを接続して再開する	スタートアップタイムの短縮が可能であるが，一時的な流量低下は避けられない
	2台のシリンジポンプを使用して行う方法（例：8mL/hの薬液流量）		
新シリンジはプライミングを済ませあらかじめセットしておく	2台 ON・OFF法	旧シリンジを止め（0mL/h），新シリンジを投与速度（8mL/h）で開始	新シリンジはスタートアップタイムの影響を受ける 旧シリンジをすぐに中止するため，流量低下の影響が大きい
	ウォームアップ法	旧シリンジが終了する30分から1時間前に，新シリンジを（1〜8mL/hの間で）あらかじめスタートさせる	新シリンジのスタートアップタイムの影響を排除 新シリンジ分の流量が徐々に追加されて投与速度以上になるため，血圧上昇のリスクがある
	2台 同量法	旧シリンジと新シリンジの流量の総和を，投与速度と常に同じにして，旧シリンジの流量を徐々に減量（6mL/h→4mL/h→2mL/h→0mL/h），新シリンジの流量を徐々に増量（2mL/h→4mL/h→6mL/h→8mL/h）し，段階的に交換していく（決められた流量調整方法や流量変更時間はない）	流量総和を同じにするため，新シリンジのスタートアップタイムの影響と，旧シリンジ減量の影響を受ける（一時的に流量低下の可能性がある） 段階的に交換し，2台のシリンジポンプの流量調整を行うため，シリンジポンプの操作回数が増える
	2台 倍量法	旧シリンジは投与速度のまま（8mL/h）流し続け，新シリンジの流量も投与速度と同じ流量にセットし，倍量投与から開始して，旧シリンジを徐々に減量（8mL/h→6mL/h→4mL/h→2mL/h→0mL/h）し，段階的に投与速度に戻しながら交換していく（決められた流量調節法や流量変更時間はない）	流量が倍量となるため，常に投与速度以上の薬液が投与される可能性があり，血圧上昇のリスクが高い 新シリンジのスタートアップタイムを越えると，急激な流量増加の可能性がある 段階的に交換し，2台のシリンジポンプの流量調整を行うため，シリンジポンプの操作回数が増える
	修正ピギーバック法	旧シリンジが終了する1時間前もしくは残5mLとなった時点で，新シリンジを投与速度と同量（8mL/h）で開始→モニタリングを実施し，収縮期血圧の上昇（＞5mmHg）が認識された時点で，旧シリンジを中止する	ウォームアップ法と2台倍量を併せた方法 旧シリンジの中止基準，血圧上昇のリスクに対する対応が明確になっている シリンジポンプの操作回数も制限できる

斉藤沙織ほか：カテコラミン製剤のシリンジ交換に関する研究動向．日本臨床救急医学会雑誌，16（4）：551-556, 2013. より転載

多重課題クリアドリル　回答の一例

（あくまでも一例ですので，「私ならこうする！」という内容もあるかもしれません．ぜひケアの優先順位と根拠を考えてみてください）

Case 01	患者AのIN-OUTバランスチェック ➡ 患者BのIN-OUTバランスチェック ➡ 落ち着いて患者Cの点滴更新
Case 02	トイレ介助を優先し，患者AとBの優先度をアセスメント ➡ 両方待てないようなら，どちらかの介助をほかのスタッフにお願いする ➡ 6名分の採血
Case 03	患者Cの排泄介助 ➡ 患者Bの抗菌薬投与 ➡ 患者Aの術前処置
Case 04	バイタルサインの測定 ➡ X線検査の介助 ➡ 創部の処置
Case 05	患者Bの点滴の緊急性を確認し，緊急性がなければ ➡ 患者Cの血液培養検体採取 ➡ 患者Bの点滴変更 ➡ 患者Aの清潔ケア
Case 06	新たな人工呼吸器アラームの原因を確認し緊急性があれば優先 ➡ 患者Aの人工呼吸器アラームの対応に戻る
Case 07	昇圧薬の閉塞アラームの対応 ➡ 鎮静薬の残量アラームの対応
Case 08	患者AとBに説明 ➡ セントラルモニタのアラーム確認 ➡ 患者Aの吸入を実施 ➡ 患者Bに氷枕を渡す
Case 09	患者Bの手術出し ➡ 患者AとCの対応（もしくは他のスタッフへ依頼）
Case 10	挿管チューブの再固定 ➡ 検温 ➡ CVライン刺入部の消毒
Case 11	排泄物による汚染がなければ，清拭 ➡ 陰部洗浄 ➡ 褥瘡処置 排泄物による汚染があれば，陰部洗浄 ➡ 褥瘡処置 ➡ 清拭
Case 12	体重測定 ➡ 2人のスタッフでシーツ交換
Case 13	介助依頼 ➡ モーニングケア
Case 14	患者Aの状況をアセスメント ➡ 患者Aの状態が落ち着いていれば，患者Bのバイタルサイン測定と培養採取
Case 15	すぐに紙や布巾を用意できるのであれば，患者に説明 ➡ 水の処理 すぐに用意できないなら，その場を離れず ➡ スタッフに応援要請 ➡ トイレ移動 ほかのスタッフも手が離せないようなら ➡ 患者に待ってもらい水の処理
Case 16	口腔吸引 ➡ カフ上部吸引 ➡ 気管吸引
Case 17	患者AのIN-OUTバランスチェック ➡ 受け持ち患者の排尿，ドレーン排液の片づけ
Case 18	術後患者の観察 ➡ 死後の処置
Case 19	清拭を実施しても検査に間に合うようであれば，他の患者とともに清拭 ➡ 患者Aの検査 検査に間に合わない場合は，患者Aの検査 ➡ 他の患者とともに清拭
Case 20	下痢をしていない患者のオムツ交換 ➡ 下痢の患者のオムツ交換
Case 21	歩行器使用の患者を移動 ➡ 車椅子移動が必要な患者を移動 ➡ 複数の看護師でシーツ交換 ➡ 車椅子移動が必要な患者を部屋に誘導 ➡ 歩行器使用の患者を部屋に誘導
Case 22	補液の必要な患者 ➡ 抗菌薬投与の必要な患者
Case 23	一般的には点滴投与を優先する状況が多いが，時間で決められている薬であれば優先順位が高い可能性もある
Case 24	検査の準備・所要時間や開始時間を確かめる ➡ 検査が早い時間に終了する場合 ➡ 午前中にリハビリ ➡ 検査後に清拭 午後の遅い時間に検査が予定されている場合 ➡ 午前中に清拭とリハビリをともに行う
Case 25	日勤者に事情を伝える，検査室に遅れることを連絡 ➡ 患者Bのトイレ介助 ➡ 患者Aの検査出し ➡ 朝のバイタルサインを申し送り時に口頭で伝える
Case 26	患者Cを確認して事故を回避 ➡ 患者Aの造影CT検査 ➡ 患者Aの抗菌薬の点滴 ➡ 患者Bの輸血 ➡ 患者Aのリハビリ ➡ 患者Bのシャワー ➡ 患者Cの胸部X線
Case 27	緊急性が高ければ，緊急性が高い薬剤投与を優先， 緊急性が高くなければ，消灯 ➡ 内服，点滴
Case 28	患者Cの経管栄養の準備 ➡ 患者Aの食前薬の配薬 ➡ 患者Bの血糖チェック ➡ 配膳，経管栄養開始
Case 29	病棟オリエンテーション ➡ 体重測定 ➡ 採血と点滴
Case 30	ナースコールの内容を確認 ➡ 緊急性がある場合 ➡ 他スタッフに依頼 緊急性がない場合 ➡ 医師の指示内容を確認 ➡ 先輩に報告・相談 ➡ ナースコールに対応
Case 31	患者Aに離れる同意を得る ➡ 患者Bの状態を確認 ➡ 患者Cに待っていてもらうよう伝える ➡ 患者Bの吸引を行い呼吸状態を確認 ➡ 患者Cのトイレ介助 ➡ 患者Aの対応に戻る
Case 32	患者Aの痛みの程度を評価 ➡ 他患者のナースコール対応 ➡ 眠前薬の配薬 ➡ オムツ交換 ➡ 患者Aの元に戻り傾聴など
Case 33	患者Aの検温 ➡ 患者Cがショック状態かどうか確認 ➡ 患者Bの対応 ➡ 患者Cの対応
Case 34	緊急性の高い薬剤であれば点滴を優先 ➡ 採血 ➡ 輸血 ➡ 12誘導心電図
Case 35	患者Aのトイレが終了するまで見守る ➡ 患者Bの対応は他スタッフへ依頼
Case 36	切迫状況をアセスメントし，患者の性格と理解力を考慮 ➡ 切迫しているときはポータブルトイレや尿びんの使用も考慮
Case 37	切迫状況をアセスメントして，どちらかはポータブルトイレの使用も考慮する

Case 38	点滴ルートの閉塞の有無を確認➡周囲にスタッフがいれば逆血への対応を依頼 スタッフがいなければ➡看護補助者などにトイレ介助を依頼➡点滴を更新する
Case 39	ナースコールの要件を確認➡緊急性があれば薬剤作成中断がわかるようメモを残しナースコールに対応➡薬剤作成を終了
Case 40	それぞれのナースコールの内容を確認➡ナースコールと点滴の緊急度・優先度を判断 緊急性が高いものがあれば，➡緊急性のあるナースコール対応 緊急性が高いものがなければ，➡時間点滴・緊急性のないナースコール対応
Case 41	優先度の高い患者の検温➡手術室の呼び出しに対応➡検温に戻る
Case 42	患者Aの点滴の薬剤を確認➡患者Bの造影CT➡患者Aの点滴
Case 43	緊急採血でなければ，患者Aのリハビリを優先➡採血に戻る
Case 44	オムツ交換を優先➡転棟
Case 45	転棟時間や緊急入室の時間をリーダー看護師などに確認後➡ 患者Aが転棟した後の部屋に患者Bが入室するなら➡患者Aの転棟準備➡患者Bの入室準備 患者BのICU入室後に患者Aが転棟するなら➡患者Bの入室準備を優先➡患者Aの転棟
Case 46	気分不良を訴えている患者の症状評価と対応➡そばにいる家族への対応➡定時の点滴更新や抗菌薬投与
Case 47	呼び止められた患者の訴えを聞き，内容を確認・評価する➡ 状態変化に伴う緊急のものであれば➡すぐに応援を呼び対応➡定時点滴へ 緊急を要する状態でなければ➡患者に説明および担当看護師に訴えの内容や時間的猶予を伝える➡定時点滴へ
Case 48	夕食は配膳前に行わなければならないこと（血糖測定や食前薬の内服など）がある場合は，それらを優先➡ そのまま患者の話を傾聴➡10名の検温
Case 49	患者B家族への対応➡患者Aのオムツ交換➡夕食の配膳
Case 50	面会に来た家族への対応・状況の確認後，家族対応かケアかの優先度を評価， 定時のケアや緊急時➡患者へのケアを優先 ケアが緊急でなければ➡家族対応
Case 51	患者Bに後ほど訪室することを伝える➡患者Aの人工呼吸器アラームの対応➡患者Bの対応
Case 52	点滴がすぐなくなる場合➡点滴作成と更新➡ナースコール対応➡処置介助 点滴の作成に時間の余裕がある場合➡ナースコール対応➡点滴作成と更新➡処置介助
Case 53	同室患者のパルスオキシメータアラームの確認と対応➡患者Aの内服介助
Case 54	人工呼吸器のアラーム対応➡ポンプのアラーム対応➡モニターのアラーム対応
Case 55	胸痛への対応➡不整脈アラームのリコール画面の確認
Case 56	患者Bのアラームの理由を把握➡ 患者Aの血行動態が安定していない場合➡患者C家族に待つ目処を伝える➡患者AのIN-OUTバランスチェック➡患者C家族の対応 患者Aの水分出納の厳密さが切迫していない場合➡患者C家族の対応➡患者AのIN-OUTバランスチェック
Case 57	気管吸引を終わらせる➡離床センサー対応
Case 58	患者Aの状態観察と動脈血血液ガス分析結果の確認➡IN-OUTバランスの計算
Case 59	患者Aのカテコラミンの点滴➡患者Bの内服薬介助
Case 60	患者Bの輸液量増量とカテコラミン投与➡患者Aの検査付き添い
Case 61	ノルアドレナリンの静注➡動脈ライン固定
Case 62	処置介助➡清潔ケア
Case 63	トイレ介助➡ガーゼ交換➡食事のセッティング
Case 64	患者Bの胸痛のアセスメントをして，ナースコールで応援を依頼➡ 患者Bが急変につながる症状でなければ患者Aの転倒対応➡ 早急に対応が必要でなければ患者Bの対応に戻る
Case 65	SpO₂低下の原因を調べる➡呼吸ケア➡点滴交換➡水分出納バランスのチェック
Case 66	バイタルサイン測定➡挿管チューブの再固定➡ドレーン3本の消毒➡脳室ドレナージの0点を合わせる➡点滴交換，点滴ルート交換➡採血➡術衣からの着替え
Case 67	自分以外のスタッフが対応可能であれば，すぐさま呼ぶ 他スタッフに急変対応を依頼➡採血を続行する 自分が行くことが最善と判断した場合➡患者Aに事情を説明して➡他スタッフに採血を交代してもらう 自分が行くことが最善であり，他スタッフもいない場合➡患者Aに採血中断について説明する➡採血を再開するときは誠心誠意の対応を行う
Case 68	患者Aがショック状態でないか確認➡患者Bの腹痛の原因検索と対処➡患者C家族の対応
Case 69	家族・患者への対応と別の患者の介助の内容と優先度を確認➡ほかのスタッフに応援要請➡院内研修に参加
Case 70	リハビリ介助➡転棟サマリーの作成
Case 71	輸血を開始しているなら患者Aのそばを離れない➡カテコラミンの残量アラーム対応はほかのスタッフに応援要請

MEMO

索引

数字・欧文

0時更新 169
12誘導心電図 107
5R 159

● A, B, C

ABO血液型不適合輸血 181
AED 174
AHTR 181
ARDS 169
CD 79
CNS-FACEのニード 138
CT 159
CT検査 91
CVライン刺入部 56

● I, N, S

IN-OUT計算 151
IN-OUTバランスチェック 28, 155
NPPV 148
SBT 156
SpO$_2$ 145, 169

● T, V, W, X

TDM 131
TPN 169
VAP 71
VAS 101
Wグローブ 80
X線検査 38
X線撮影 38, 91, 159

あ行

● あ

アーチファクト 149
アギュララとメズィックの理論 136
アナフィラキシー症状 92
アナフィラキシーショック 84, 124
アラーム 43, 147, 153
アレルギー症状 181
アレルギー反応 92, 124
安静度 111

● い

医師の指示受け 100
移乗 81
異常行動 141
溢水 29
移動 81, 128
陰部洗浄 61

● う

ウィーニング 155
運動制限 82

● お

応援要請 33, 178
オムツ交換 79, 103, 127, 137
オリエンテーション 97
オンコール 78

か行

● か

ガーゼ交換 165
過活動膀胱 114
隔離病室 65
過剰輸液 28
家族対応 131, 137, 140, 151, 176

カテコラミン ……………………… 157, 158, 159, 181
カフ圧管理 ……………………………………… 72
カフ上部吸引 …………………………………… 72
観血的動脈圧 ………………………………… 161
看護業務の組み立て ………………………… 122
看護サマリー ………………………………… 180
患者移動 ………………………………………… 82
感染管理 ………………………………………… 73
感染症隔離病室 ………………………………… 65
完全静脈栄養 ………………………………… 169
感染徴候 …………………………………… 41, 68
感染予防 …………………………………… 62, 63, 162
浣腸 ……………………………………………… 35

● き
気管吸引 …………………………………… 72, 153
気管チューブ …………………………………… 71
危険回避 ………………………………………… 36
気道内圧上限アラーム ………………………… 43
基本的欲求 ……………………………………… 35
逆血 …………………………………………… 116
吸引 ……………………………………… 71, 101, 153
救急カート …………………………………… 174
救急搬送 ……………………………………… 152
急性呼吸窮迫症候群 ………………………… 169
急性輸血副作用 ……………………………… 181
急性溶血性輸血副作用 ……………………… 181
急変対応 ………………………………… 168, 174
胸痛 …………………………………… 149, 167, 168
業務中断 ……………………………………… 118
起立性低血圧 ………………………………… 180
緊急コール …………………………………… 174
緊急性確認 ……………………………………… 41
緊急入院 ……………………………………… 129

● く
クッション言葉 ……………………………… 140
クロスマッチテスト ………………………… 107

● け
計画外抜去 …………………………………… 162
経管栄養 ………………………………………… 95
傾聴 …………………………………… 103, 135
下血 …………………………………………… 175
血圧低下 ………………………………… 84, 158, 181
血液培養検査 …………………………………… 41
血糖チェック …………………………………… 95
原因検索 ……………………………………… 175
検温 ……………………………… 56, 105, 121, 135
検査出し ………………………………………… 89
研修 …………………………………………… 177

● こ
抗菌薬 …………………………… 35, 83, 91, 132
口腔吸引 ………………………………………… 72
行動制限 ………………………………………… 82
氷枕 ……………………………………………… 51
呼吸ケア ……………………………………… 170
呼吸状態 ………………………………………… 38

さ行

● さ
サードスペース ………………………………… 74
採血 ……………………… 32, 97, 107, 124, 172, 173
再挿管 ………………………………………… 156
サマリー ………………………………… 129, 179
酸素解離曲線 ………………………………… 170
酸素化 ………………………………………… 145
残量アラーム …………………………………… 47

● し
シーツ交換 ………………………………… 63, 81
時間指定薬 …………………………………… 123
死後の処置 ……………………………………… 76
事故抜去 ………………………………………… 64
湿性咳嗽 ……………………………………… 101
自動体外式除細動器 ………………………… 174

自発呼吸トライアル ……………… 156
尿びん ………………………………… 112
シャワー ………………………………… 91
手術出し ………………………………… 54
術衣 …………………………………… 172
術後観察 ………………………………… 75
術後ケア ……………………………… 121
術後の合併症 ………………………… 105
術前処置 ………………………………… 35
術中経過記録 ………………………… 121
循環動態 ……………………… 38, 47, 161
昇圧薬 ………………………………… 47, 157
症状評価 ……………………………… 132
消灯 ……………………………………… 93, 103
情報収集 ……………………………… 130
食事 …………………………………… 95, 166
食前薬の配薬 ……………………………… 95
褥瘡処置 ………………………………… 61
褥瘡発生予防 …………………………… 62
処置介助 ……………………………… 143, 165
ショック ……………………… 160, 161, 175
ショックの 5P ……………………… 105, 161
シリンジポンプ ……………………… 183
——アラーム ……………………… 47, 144
人工呼吸器アラーム ……… 43, 140, 147, 151
人工呼吸器関連肺炎 …………………… 71
心停止 ………………………………… 173
心電図検査 …………………………… 168
心負荷 …………………………………… 29
診療の補助 …………………………… 166

● す
水分出納 ……………………………… 151
——バランスチェック …………… 73, 169
水平感染 ……………………………… 77, 79
スキントラブル …………………… 61, 137
スケジューリング ……………………… 54
スタンダードプリコーション ………… 74
ストーマパウチ ……………………… 105
ストレスコーピング ………………… 136

● せ
清潔ケア ……………………………… 41, 163
清拭 …………………………………… 61, 77, 87
切迫性失禁 …………………………… 111
センサーマット ………………………… 91
全身清拭 ……………………………… 77, 87
喘息発作の吸入 ………………………… 51
セントラルモニタ ……………………… 50
せん妄 ………………………………… 140

● そ
造影 CT ……………………………… 123
造影剤 ………………………………… 124
挿管チューブ ………………………… 57, 171
早期離床 ……………………………… 88
創部の処置 ……………………………… 38
蘇生 …………………………………… 173

た行

● た
第一印象の評価 ……………………… 167
体位調整 ……………………………… 95
退院 …………………………………… 131
退院指導 ……………………………… 132
体液のアンバランス …………………… 29
体重測定 ……………………………… 63, 98
代償機転 ……………………………… 159
タイムスケジュール ……… 36, 135, 164, 180
タイムフリー …………………………… 78
垂れ込み ………………………………… 71

● ち
致死性不整脈 …………………………… 51
貼付薬 …………………………………… 85
鎮静薬 …………………………………… 47

● て
低酸素状態 …………………………… 145

定時点滴 ……………………………… 132, 133
点滴 ……………………………… 93, 97, 123
　——交換 ……………………… 169, 170, 172
　——更新 ……………… 28, 115, 132, 143
　——作成 ……………………………… 143
　——投与 ………………………… 85, 107, 157
　——変更 ……………………………… 41
　——ポンプの残量アラーム …………… 143
　——ルートへの逆血 ………………… 115
転棟 ……………………………… 127, 129, 179
　——サマリー ………………………… 179
　——準備 ……………………………… 130
転倒・転落 ………… 33, 109, 113, 141, 153, 167
転倒予防 ……………………………………… 70
転倒リスク ………………………………… 69

●と
トイレ介助
　……… 32, 89, 90, 101, 111, 113, 116, 165, 177
トイレコール ……………………… 111, 113
トイレの見守り ……………………… 109
トイレ誘導 …………………………… 70, 111
動線 …………………………………………… 51
動脈血血液ガス分析 ……………………… 155
動脈ラインの固定 ………………………… 161
投与時間 …………………………………… 119
投与方法 ……………………………………… 86
トータルペイン …………………………… 103
吐血 ………………………………………… 175
ドレーン …………………………………… 171

な行
●な
ナースコール ……………… 99, 103, 117, 119, 143
内服 …………………………………… 85, 145, 158
　——忘れ ……………………………… 146

●に
ニード ……………………………… 40, 53, 136
日常生活援助 ……………………… 139, 166
入室準備 ……………………………………… 130
認知症 ………………………………………… 91

●ね
熱型 …………………………………………… 68

●の
ノイズ ……………………………………… 149
脳室ドレナージ …………………………… 171
ノルアドレナリン ………………………… 161

は行
●は
排液 …………………………………………… 73
敗血症 ………………………………………… 83
排泄 …………………………………… 53, 113
　——介助 …………………………… 35, 69, 177
　——時間 …………………………………… 112
　——動作 …………………………………… 69
　——の切迫状況 ……………………… 111, 113
　——頻度 …………………………………… 70
配膳 ……………………………… 95, 135, 137, 165
バイタルサイン …………………… 38, 67, 89, 171
排尿 …………………………………………… 73
配薬 ………………………………………… 103, 157
培養採取 ……………………………………… 67
廃用症候群 …………………………………… 88
発汗 ………………………………………… 105
発熱 …………………………………………… 68
パルスオキシメータのアラーム ………… 145

●ひ
鼻腔吸引 ……………………………………… 72
皮膚障害 …………………………………… 127
冷や汗 ……………………………………… 175

ヒューマンエラー ……………………… 118
病衣交換 ………………………………… 105
標準予防策 ……………………………… 79
ピンホール ……………………………… 80
頻脈 ……………………………………… 84

● ふ
不感蒸泄 ………………………………… 38
複数のナースコール …………………… 142
腹痛 ……………………………………… 175
不整脈 …………………………………… 150
　——アラーム ………………………… 149
不適合輸血 ……………………………… 92
部分清拭 ………………………………… 77

● へ
閉塞アラーム …………………………… 47

● ほ
報告・相談 ……………………………… 99
包帯交換 ………………………………… 171
補液 ……………………………………… 83
ポータブルトイレ …………… 33, 109, 112, 114
歩行器 …………………………………… 81
ポンプアラーム ………………………… 147

ま行

● ま
マズローの5段階欲求説 ……………… 93
待ち時間 ………………………………… 106

● み
眠前薬 …………………………………… 103

● も
申し送り ………………………………… 89
モーニングケア ………………………… 65
モニター心電図 ………………………… 50

モニタアラーム ………………………… 148

や行

● や
夜間 ……………………………………… 122
夜勤帯 ………………… 75, 103, 135, 137, 147
薬剤作成 ………………………………… 117
役割分担 …………………………… 108, 162
薬効 ………………………………… 85, 96

● ゆ
輸血 ………………………… 91, 107, 181
　——後の観察 ………………………… 182

● よ
予定外抜去 ………………………… 141, 171
呼び出し ………………………………… 121
呼び止め ………………………………… 133
与薬時間 ………………………………… 86

ら行

● り
リコール画面 ……………………… 149, 150
離床センサー ……………………… 153, 154
リハビリ ………………… 87, 91, 126, 179
　——介助 ……………………………… 179
リフィリング …………………………… 74
臨時指示 …………………………… 93, 99

● る
ルート管理 ……………………………… 64
ルート閉塞 ………………………… 115, 169

できるナースの動き方がわかる
多重課題クリアノート

| 2017年9月5日 | 初版 | 第1刷発行 |
| 2020年6月15日 | 初版 | 第3刷発行 |

監　　修	三上　剛人　　藤野　智子
発 行 人	影山　博之
編 集 人	小袋　朋子
発 行 所	株式会社 学研メディカル秀潤社
	〒141-8414　東京都品川区西五反田2-11-8
発 売 元	株式会社 学研プラス
	〒141-8415　東京都品川区西五反田2-11-8
印刷製本	株式会社リーブルテック

この本に関する各種お問い合わせ先
【電話の場合】
● 編集内容については Tel 03-6431-1231（編集部）
● 在庫については Tel 03-6431-1234（営業部）
● 不良品（落丁，乱丁）については Tel 0570-000577
　学研業務センター
　〒354-0045　埼玉県入間郡三芳町上富 279-1
● 上記以外のお問い合わせは学研グループ総合案内 0570-056-710（ナビダイヤル）
【文書の場合】
● 〒141-8418　東京都品川区西五反田2-11-8
　　　学研お客様センター『多重課題クリアノート』係

©T. Mikami, T. Fujino 2017.　Printed in Japan
● ショメイ：デキルナースノウゴキカタガワカル タジュウカダイクリアノート

本書の無断転載，複製，頒布，公衆送信，翻訳，翻案等を禁じます．
本書を代行業者等の第三者に依頼してスキャンやデジタル化することは，たとえ個人や家庭内の利用であっても，著作権法上，認められておりません．
本書に掲載する著作物の複製権・翻訳権・譲渡権・公衆送信権（送信可能化権を含む）は株式会社学研メディカル秀潤社が管理します．

JCOPY〈出版者著作権管理機構委託出版物〉
本書の無断複写は著作権法上での例外を除き禁じられています．複写される場合は，そのつど事前に，出版者著作権管理機構（電話 03-5244-5088，FAX 03-5244-5089，e-mail：info@jcopy.or.jp）の許可を得てください．

本書に記載されている内容は，出版時の最新情報に基づくとともに，臨床例をもとに正確かつ普遍化すべく，著者，編者，監修者，編集委員ならびに出版社それぞれが最善の努力をしております．しかし，本書の記載内容によりトラブルや損害，不測の事故等が生じた場合，著者，編者，監修者，編集委員ならびに出版社は，その責を負いかねます．
また，本書に記載されている医薬品や機器等の使用にあたっては，常に最新の各々の添付文書や取り扱い説明書を参照のうえ，適応や使用方法等をご確認ください．
　　　　　　　　　　　　　　　　　　　　株式会社 学研メディカル秀潤社

取り外しできる・書いて学べる
臨床業務を紙上シミュレーション！
多重課題クリアドリル
練習問題

下記の状況下での，ケアの優先順位を考え，その理由を述べなさい．（回答の一例は本書のp.184）

Case 01	状況	術後の患者2名のIN-OUTバランスチェックをしようと思ったら，別の患者の点滴のアラームが鳴っており，更新を行わなくてはいけなくなった． **術後1日目の患者AのIN-OUTバランスチェック**，**術後5日目の患者BのIN-OUTバランスチェック**，**患者Cの点滴更新**，優先順位はどうする？
	優先順位	
	理由	
Case 02	状況	朝6時．6名分の採血を行わなければならないが，訪室時にAさんとBさんに「トイレに行きたい」と言われた． **6名分の採血**，**患者Aのトイレ介助**，**患者Bのトイレ介助**，どれを優先して行う？
	優先順位	
	理由	
Case 03	状況	朝6時，Aさんの手術前の処置とBさんの抗菌薬投与が同時刻に予定されている．そこにCさんから排泄介助のナースコール． **患者Aの術前処置**，**患者Bの抗菌薬投与**，**患者Cの排泄介助**，どれを優先して行う？
	優先順位	
	理由	
Case 04	状況	外科の術後に帰室したばかりの患者．創部から出血してガーゼが汚れている．そこに，術後のX線撮影のためポータブルX線を持って放射線技師がやってきた． **バイタルサインの測定**，**創部の処置**，**X線検査の介助**，何から行う？
	優先順位	
	理由	
Case 05	状況	Aさんの清潔ケアの準備をしていたら，リーダー看護師から「Bさんの点滴が変更になったから点滴を変えて」と指示を受ける．また，医師から「Cさんの血液培養を取りたいから介助して」と言われ……． **患者Aの清潔ケア**，**患者Bの点滴変更**，**患者Cの血液培養検体採取**，どうしたらいい？
	優先順位	
	理由	

Case 06

状況　Aさんの人工呼吸器のアラームに対応しているときに，隣室のBさんの人工呼吸器のアラームが鳴った．
患者Aの人工呼吸器のアラーム，新たな人工呼吸器のアラーム，どちらを優先する？

優先順位

理由

Case 07

状況　昇圧薬のシリンジポンプの閉塞アラームと鎮静薬の残量アラームが同時に鳴った．
昇圧薬の閉塞アラーム，鎮静薬の残量アラーム，どちらを優先して対応する？

優先順位

理由

Case 08

状況　夜勤時，Aさんから喘息発作吸入対応のナースコールがあった．対応に行くと同室患者のBさんの熱が38℃あり，氷枕を希望（ふだんから怒りっぽい患者）している．さらにセントラルモニタのアラームが鳴っているがナースステーションが遠い（モニター装着患者28名のうち誰かは不明）．
患者Aの喘息発作の吸入対応，患者Bの氷枕作成，セントラルモニタの確認，何を優先する？

優先順位

理由

Case 09

状況　Aさんのトイレ介助とBさんの手術出しが重なった．さらにCさんが安静を守れずに起き上がってベッドから降りようとしている．
患者Aのトイレ介助，患者Bの手術出し，患者Cの対応，何を優先する？

優先順位

理由

Case 10

状況　人工呼吸器装着患者の挿管チューブの固定テープが剥がれかけているのを発見した．これからCVライン刺入部の消毒と検温の予定がある．
挿管チューブの再固定，CVライン刺入部の消毒，検温，どうする？

優先順位

理由

ワンポイントアドバイス　輸液など，終了時刻の見込みがつくものはあらかじめ準備しておきましょう．

Case 11	状況	高齢のAさんに，清拭，陰部洗浄，褥瘡のケアが必要だが，ほかにも業務があるため，可能なら同時に実施したい． **清拭，陰部洗浄，褥瘡処置，**……どれから行う？
	優先順位	
	理由	
Case 12	状況	日勤はじめの患者情報収集で，ベッド上安静の患者にシーツ交換を行う必要があるが，時間がない中で体重測定もしなくてはならない． **シーツ交換，体重測定，**……どちらを優先する？
	優先順位	
	理由	
Case 13	状況	モーニングケアのために患者の部屋を巡回中，感染症隔離病室から介助依頼があった． **モーニングケア，感染症隔離病室からの介助依頼，**どちらを優先する？
	優先順位	
	理由	
Case 14	状況	同室のAさんとBさんのバイタルサイン測定の時間帯に，Bさんの培養採取の指示が出た． **患者Aのバイタルサイン測定，患者Bのバイタルサイン測定，患者Bの培養採取，**どちらを優先する？
	優先順位	
	理由	
Case 15	状況	安静度指示が車椅子乗車までの患者からトイレコール．すこし待たせてしまってから患者を車椅子でトイレへ移動中，廊下に水がこぼれているのを発見． **トイレ移動，廊下の水の処理，**どちらを優先する？
	優先順位	
	理由	

Case 16	状況	カフ上部吸引ポート付きの気管チューブを使用している患者の吸引を行う順番は，どうすればいい？ **カフ上部吸引，口腔吸引，気管吸引**，どれを優先して行う？
	優先順位	
	理由	
Case 17	状況	外科病棟で受け持ち患者の排尿，ドレーンの排液を片づける時間と手術後のAさんのIN-OUTバランスをチェックする時間が同じ． **患者AのIN-OUTチェック，受け持ち患者の排尿・排液の片づけ**，どちらを優先する？
	優先順位	
	理由	
Case 18	状況	夜勤時，術後観察を1〜2時間おきに行わなければならないときに，別の患者が亡くなった．死後硬直も始まってしまう． **術後患者の観察，別の患者の死後の処置**，どちらを優先する？
	優先順位	
	理由	
Case 19	状況	検査が予定されている感染症のあるAさんの清拭と他の患者の清拭の予定がある． **患者Aの検査出し，感染症のある患者Aの清拭，他の患者の清拭**，どちらを優先する？
	優先順位	
	理由	
Case 20	状況	下痢の患者のオムツ交換と，ほかの患者のオムツ交換，同時にオムツ交換が必要になった． **下痢患者のオムツ交換，他の患者のオムツ交換**，どちらを優先する？
	優先順位	
	理由	

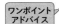
検査やリハビリなど他部門と調整が必要な予定は，時間を守るよう患者とともに準備を進めましょう．

Case 21	状況	シーツ交換を行う4人部屋．車椅子移動が必要な患者が2名，ベッド上生活の患者が1名，転倒の危険性が高い歩行器使用患者が1名いる． **車椅子患者**，**ベッド上患者**，**歩行器使用患者**，どの患者から移動介助を行ってシーツ交換を行う？
	優先順位	
	理由	
Case 22	状況	静脈留置針を留置済みのAさんの補液準備をしようとしたところ，Bさんの抗菌薬投与が必要となった． **患者Aの補液**，**患者Bの抗菌薬投与**，どちらを優先する？
	優先順位	
	理由	
Case 23	状況	受け持っている数名の患者への内服薬投与，点滴投与，貼付薬投与がある． **内服薬投与**，**点滴投与**，**貼付薬投与**，どれを優先する？
	優先順位	
	理由	
Case 24	状況	午後に検査が予定されている患者．午前中にリハビリと清拭を予定している． **リハビリ**，**清拭**，どちらを優先する？
	優先順位	
	理由	
Case 25	状況	朝8：30に，申し送りと，Aさんの検査出しと，Bさんのトイレ介助があるのに，朝のバイタルサインの記録もまだ終わっていない． **申し送り**，**患者Aの検査出し**，**患者Bのトイレ介助**，**バイタルサインの記録**，どうする？
	優先順位	
	理由	

ワンポイントアドバイス 何を優先すればよいかわからなくなったときは，ひといきつきましょう．まず生命に直結することか考え，次に時間の猶予の短いことから進めます．

Case 26	状況	午前中に造影CT検査，抗菌薬の点滴，リハビリがあるAさん．輸血とシャワーが予定されているBさん．急ぎではない胸部X線が予定されているが認知症がありセンサーマットで対応中のCさん．3人を受け持っているが，画像検査部から「準備ができたら検査室にAさんを搬送してください」と連絡があった． **患者Aの造影CT検査**(午前中)，**抗菌薬の点滴とリハビリ**，**患者Bの輸血とシャワー**，**患者Cの胸部X線**(認知症，センサーマット対応患者)，どれを優先する？
	優先順位	
	理由	
Case 27	状況	消灯時刻前，Aさんに新しい点滴指示と，同室のBさんに臨時内服薬指示が出た． **消灯**，**患者Aに新しい点滴**，**患者Bの臨時内服**，どれを優先する？
	優先順位	
	理由	
Case 28	状況	夕食の時間．Aさんの食前薬，Bさんの食前の血糖チェック，Cさんの経管栄養，他患者の配膳が重なっている． **患者Aの食前薬**，**患者Bの血糖チェック**，**患者Cの経管栄養**，**配膳**，どれを優先する？
	優先順位	
	理由	
Case 29	状況	予定入院患者で体重測定，採血，点滴の指示が同時に出た．病棟オリエンテーションも行わなくてはならない． **体重測定**，**採血**，**点滴**，**病棟オリエンテーション**，どのような優先順位で行う？
	優先順位	
	理由	
Case 30	状況	先輩へ報告・相談中に，医師が指示を出しにきた．それと同時にナースコールが鳴った． **先輩への報告・相談**，**医師の指示**，**ナースコール**，どれを優先する？
	優先順位	
	理由	

Case 31	状況	Aさんから「身体が痛くつらい」と何度もナースコールがある．訪室し訴えを聞き，マッサージや鎮痛薬を投与するが改善しない．そのようななか，同室患者Bさんに湿性咳嗽があり，吸引が必要．またCさんが「トイレに行きたい」と声をかけてくる（車椅子移乗介助が必要）． **患者Aの痛みの訴え，患者Bの吸引，患者Cのトイレ介助**，さあ，どうしよう……？
	優先順位	
	理由	
Case 32	状況	消灯前の眠前薬の配薬やオムツ交換に追われているとき，がんの終末期であるAさんからナースコール．「背中が痛いからさすってほしい」と依頼されたが，その間にも他患者からのナースコールが鳴っている． **眠前薬の配薬，オムツ交換，患者Aのナースコール，他患者のナースコール**，どうする？
	優先順位	
	理由	
Case 33	状況	消化器外科病棟に手術から帰室したAさんの検温中，別の部屋のBさんから「ストーマパウチから便が漏れている」とナースコール．さらに同室のCさんが「汗をかいたから病衣を交換したい」と言っている． **患者Aの検温，患者Bのストーマ処置，患者Cの病衣交換**，何を優先する？
	優先順位	
	理由	
Case 34	状況	緊急手術後の患者で，12誘導心電図，採血，輸血，手術後の点滴投与指示が同時に出た． **12誘導心電図，採血，輸血，手術後の点滴投与指示**，どれを優先する？
	優先順位	
	理由	
Case 35	状況	Aさんのポータブルトイレの見守り中に，同室の患者Bさんから「看護師さん，ちょっとお願いします！」と声をかけられた． **患者Aのトイレ見守り，患者Bからの声かけ**，何を優先すればいい？
	優先順位	
	理由	

Case 36	状況	夜勤中，車椅子トイレ移送患者と付き添い歩行移送患者が同時にトイレまでの移送を希望．**車椅子でのトイレ介助，付き添い歩行のトイレ介助**，どちらを優先する？
	優先順位	
	理由	
Case 37	状況	AさんとBさんから同時にトイレコールがあった．いま使えるトイレは1つしかない．**患者Aのトイレ介助，患者Bのトイレ介助**，どうすればよい？
	優先順位	
	理由	
Case 38	状況	車椅子移乗介助が必要な患者がトイレ排泄中，ドアの外で待機していたら，廊下歩行中の患者が，点滴が逆血していると訴え，点滴が空になっている．更新用の点滴はナースステーションにある．**車椅子移乗介助の患者の排泄，点滴の逆血対応と更新**，どちらを優先する？
	優先順位	
	理由	
Case 39	状況	ミキシング台で薬剤を作成していたらナースコールが鳴った．ナースステーションには自分以外にスタッフがいない．**ミキシング台での薬剤作成，ナースコール**，どのように対応する？
	優先順位	
	理由	
Case 40	状況	受け持ち患者の時間で行う点滴更新が複数ある．そこに，複数の患者からナースコールが連発した．**複数の点滴更新，複数のナースコール**，どうしたらよい？
	優先順位	
	理由	

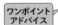 時間切迫に気をとられすぎて，患者や家族の対応をないがしろにしないように注意しましょう．

Case 41	状況	手術時間の延長で，夕方の検温中に手術室から呼び出しがあった． **検温，手術室から呼び出し**，どう動く？
	優先順位	
	理由	
Case 42	状況	9：00に受け持ち患者Aさんの点滴を実施する指示．受け持ち患者Bさんは「午前中時間未指定」で造影CT検査が予定されている．Aさんの点滴を投与する前に，Bさんが造影CT検査に呼ばれてしまった． **患者Aの点滴，患者Bの造影CT**，どちらを優先する？
	優先順位	
	理由	
Case 43	状況	受け持ち患者の採血に回っていたら，Aさんのリハビリに呼ばれた． **受け持ち患者の採血，患者Aのリハビリ**，どちらを優先する？
	優先順位	
	理由	
Case 44	状況	転棟時間直前に，オムツ交換が必要な状態を確認． **転棟，オムツ交換**，どちらを優先する？
	優先順位	
	理由	
Case 45	状況	受け持ち患者のAさんが，ICUから一般病棟へ転棟することになった．しかし，緊急入院のBさんが入室することとなり，自分が受け持つこととなった． **受け持ち患者の転棟（患者A），緊急入院患者の入室準備（患者B）**，どちらを優先させる？
	優先順位	
	理由	

Case 46	状況	退院する患者が退院直前に気分不良を訴えている．家族からも「大丈夫なんですか？」と何度も質問される．点滴の更新や定時で行う抗菌薬投与など時間が決められた処置もある． **退院直前の訴え，家族対応，定時の点滴更新や抗菌薬投与**，どれを優先させる？
	優先順位	
	理由	
Case 47	状況	定時点滴の投与に向かう途中，担当ではない患者に呼び止められた． **定時点滴の投与，患者対応**，どう対応する？
	優先順位	
	理由	
Case 48	状況	17時30分．夕方の検温中，1人の患者が，初めての抗がん薬治療が不安であると語りはじめた．10分ほど傾聴していたが，今までの経過や家族のことなど，話したいことがたくさんある様子．検温はまだ10名ほど残っており，18時が夕食の配膳時間である． **夕方の検温，患者対応**，何を優先する？
	優先順位	
	理由	
Case 49	状況	18時．Aさんにオムツ交換を依頼され準備していたら，Bさんの家族から「今日の様子はどうでしたか？」と，とても不安そうに尋ねられた．もう夕食を配膳しなければならない時間である． **患者Aのオムツ交換，患者Bの家族対応，夕食の配膳**，何を優先する？
	優先順位	
	理由	
Case 50	状況	患者のケアを行わなくてはいけないときに，その患者の家族が面会に来た． **患者へのケア，家族対応**，どちらを先に対応する？
	優先順位	
	理由	

ワンポイントアドバイス　急がば回れも大いにあります．他スタッフへの応援依頼のできる病棟の風土作りを日々の重要事項に．

Case 51	状況	Aさんの人工呼吸器アラームが鳴っている．10分おきにせん妄のBさんからナースコールがある． **患者Aの人工呼吸器アラームの対応**，**患者Bのナースコール**，どちらを優先する？
	優先順位	
	理由	
Case 52	状況	Aさんの点滴ポンプの残量アラームが鳴ったため，点滴を作成しようとしたところ，Bさんの処置が開始され処置介助につかなければならない．Cさんからナースコールもあった． **患者Aの点滴ポンプの残量アラーム**，**患者Bの処置介助**，**患者Cのナースコール**，どれを優先する？
	優先順位	
	理由	
Case 53	状況	Aさんの内服中に同室患者のパルスオキシメータのアラームが鳴っている． **患者Aの薬剤の内服**，**同室患者のSpO$_2$アラーム**，どうする？
	優先順位	
	理由	
Case 54	状況	夜勤中に，モニター，ポンプ，人工呼吸器のアラームがすべて同時に鳴りはじめた． **生体モニタアラーム**，**ポンプアラーム**，**人工呼吸器アラーム**，何を優先する？
	優先順位	
	理由	
Case 55	状況	不整脈アラームがあり，リコール画面確認中に，患者が胸痛を訴えていると家族が伝えにきた． **患者Aの不整脈アラームのリコール画面確認**，**患者Bの胸痛の訴え**，どうすればよい？
	優先順位	
	理由	

Case 56	状況	Aさんの IN-OUT 計算中．Bさんの人工呼吸器のアラームが鳴っている．さらに緊急入院したCさんの家族が状況説明を希望しており声をかけてきた． **患者AのIN-OUT計算**，**患者Bの人工呼吸器のアラーム**，**患者Cの家族対応**，どうする？
	優先順位	
	理由	
Case 57	状況	Aさんの気管吸引中に，Bさんの離床センサーが鳴った． **患者Aの気管吸引**，**患者Bの離床センサーアラーム**，どちらを優先する？
	優先順位	
	理由	
Case 58	状況	開心術後で人工呼吸器のウィーニングをしているAさん．医師が人工呼吸器の設定を変更し，設定変更後の動脈血血液ガス分析結果を確認する必要があるが，IN-OUTバランスを計算する時間と重なった． **動脈血血液ガス分析**，**IN-OUTバランスチェック**，どちらを優先する？
	優先順位	
	理由	
Case 59	状況	医師から「Aさんにカテコラミンの点滴を開始して」と指示があった．でも，今まさにBさんの食後の薬を持ってナースステーションを出ようとしている． **患者Aのカテコラミンの点滴**，**患者Bの食後薬の内服**，どちらを優先する？
	優先順位	
	理由	
Case 60	状況	Aさんの主治医より，朝の回診前にCTとX線を撮るよう指示があった．準備しようとしたら，Bさんの血圧が低下し，輸液の増量，カテコラミンを開始しなければならない状況になった． **患者Aの検査出し**，**患者Bの輸液の増量とカテコラミン**，どちらを優先させる？
	優先順位	
	理由	

ワンポイントアドバイス　患者の病態によって優先順位は変化します．同じIN-OUTバランスでも，術後や心不全患者では優先事項です．

Case 61	状況	血圧低下の急変対応時に，A医師より「動脈ラインが入ったから固定して」と言われ，B医師より「血圧が下がってきたからノルアドレナリンを0.2mg静注して」と同時に言われた． **動脈ラインの固定，ノルアドレナリンの静注**，どちらを優先する？
	優先順位	
	理由	
Case 62	状況	受け持ち対応で患者の状態観察に時間がかかり，清潔ケアを残したところで，医師が時間通りに処置のために来室． **清潔ケア，医師が来室し処置介助**，どうすればよい？
	優先順位	
	理由	
Case 63	状況	食事のセッティングをしているとき，医師が来てガーゼ交換の処置介助を依頼された．同時に患者はトイレに行きたいと言っている． **配膳，処置介助，トイレ介助**，どれを優先する？
	優先順位	
	理由	
Case 64	状況	循環器病棟で，ベッドサイドで転倒してしまったとAさんからコールがあって訪室すると，隣のベッドのBさんが激しい胸痛を訴えた． **転倒患者からのコール(患者A)，胸痛の訴え(患者B)**，どちらを優先する？
	優先順位	
	理由	
Case 65	状況	23：50ごろ，ARDSで挿管中の患者のSpO$_2$が86％まで低下．呼吸ケアの指示があるが，点滴交換が3人分重なり，水分出納バランスのチェックもしなければならない． **呼吸ケアの指示，3人分の点滴交換，水分出納バランスのチェック**，どれを優先すればよい？
	優先順位	
	理由	

Case 66	状況	緊急入院でICUに患者が入室したが，点滴とルートの交換，ドレーン3本の消毒，脳室ドレナージの0点を合わせる，採血，挿管チューブの再固定，バイタルサインの確認，術衣からの着替えが重なり，どれを優先したらよいかわからない． **点滴交換，ドレーン消毒，脳室ドレナージ，採血，挿管チューブの再固定，バイタルサイン測定，着替え**，どれから行えばよい？
	優先順位	
	理由	

Case 67	状況	夜間，Aさんの採血3本中の2本目を採っている最中に，隣の病棟で心停止が発生．新人しか手があいていないようで，直接応援要請がきた． **患者Aの採血，隣の病棟の急変対応**，どちらを優先する？
	優先順位	
	理由	

Case 68	状況	下血の精査目的で入院したAさんが吐血した．対応しようとしたところ，別室の肺炎で入院中のBさんが冷や汗をかき，腹痛を訴えている．さらにCさんの家族から，Cさんの眼鏡がないと問合せがあった． **患者Aの吐血の対応，患者Bの腹痛の訴え，家族からの問合せ**，何を優先する？
	優先順位	
	理由	

Case 69	状況	家族と患者の対応中，別の患者から介助を要請された．また同時に，予定された院内研修の時間になってしまった． **患者・家族への対応，別の患者の介助，院内研修**，どうすればよい？
	優先順位	
	理由	

ワンポイントアドバイス トイレ介助が多重課題に挙がるのは，患者にとって時間切迫であり，かつ転倒予防で介助や見守りが必要なためです．

Case 70	状況	転棟患者のサマリーを作成しなくてはならないが，ほかの患者のリハビリ介助も必要．**転棟サマリーの作成，リハビリ介助**，どちらを優先する？
	優先順位	
	理由	
Case 71	状況	Aさんの輸血を開始した直後，Bさんのカテコラミンの残量アラームが鳴った．自分はその場を離れられない．**患者Aの輸血直後の観察，患者Bのアラーム対応**，どうすればよい？
	優先順位	
	理由	

ワンポイントアドバイス 仕事に限らず，同時発生の多重課題はやってきます．どういう理由で優先すべきかを理解すれば，同時多発課題も怖くない！